Tanja Kuntze

Entfaltung

Tanja Kuntze

ENTFALTUNG

Gesichtstraining für strahlendes Aussehen mit Soforteffekt

Mit Übungs-DVD

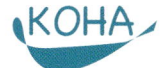

Ernährungstipps für eine schöne Haut   100

Kosmetik   122

Die innere Einstellung   143

Einleitung

Liebe Leserin, lieber Leser,

herzlich willkommen! Toll, dass du mein Buch in den Händen hältst!

Ich heiße Tanja, bin Schauspielerin und Sängerin und ich werde in diesem Jahr tatsächlich 50 Jahre alt! Oh my God! FÜNFZIG! Natürlich fühle ich mich viel zu jung dafür … !

Aber nach intensiver Beschäftigung mit der Materie habe ich mich zu der Erkenntnis durchgerungen, dass es doch wesentlich besser ist, 50 zu werden, als es nicht zu werden. Meistens finde ich das Leben auch so schön, dass ich nichts dagegen hätte, diese Lebenszahl zu verdoppeln. Nur dieses immer älter Aussehen, dieses langsam vor sich hin Schrumpfen und Schrumpeln finde ich eine wenig prickelnde Aussicht. Kleine Einlage aus meinem Kabarett-Programm gefällig?

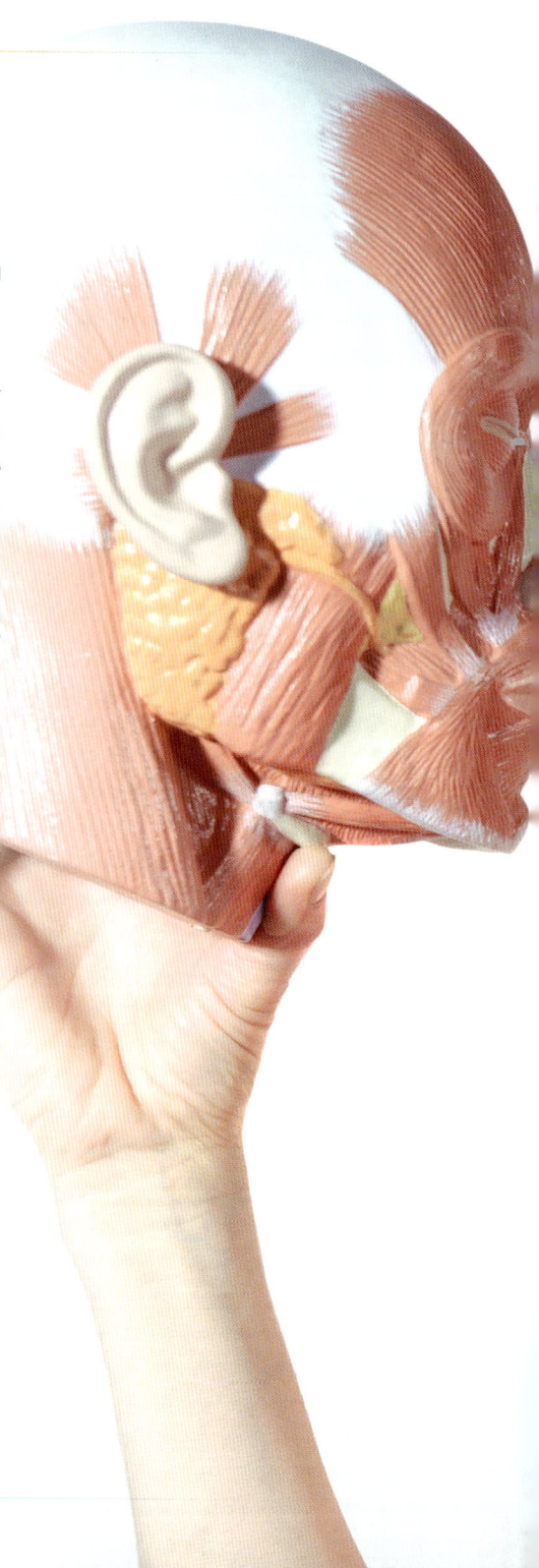

Das eigene Wesen zur völligen Entfaltung zu bringen, ist unsere Bestimmung! (Oscar Wilde)

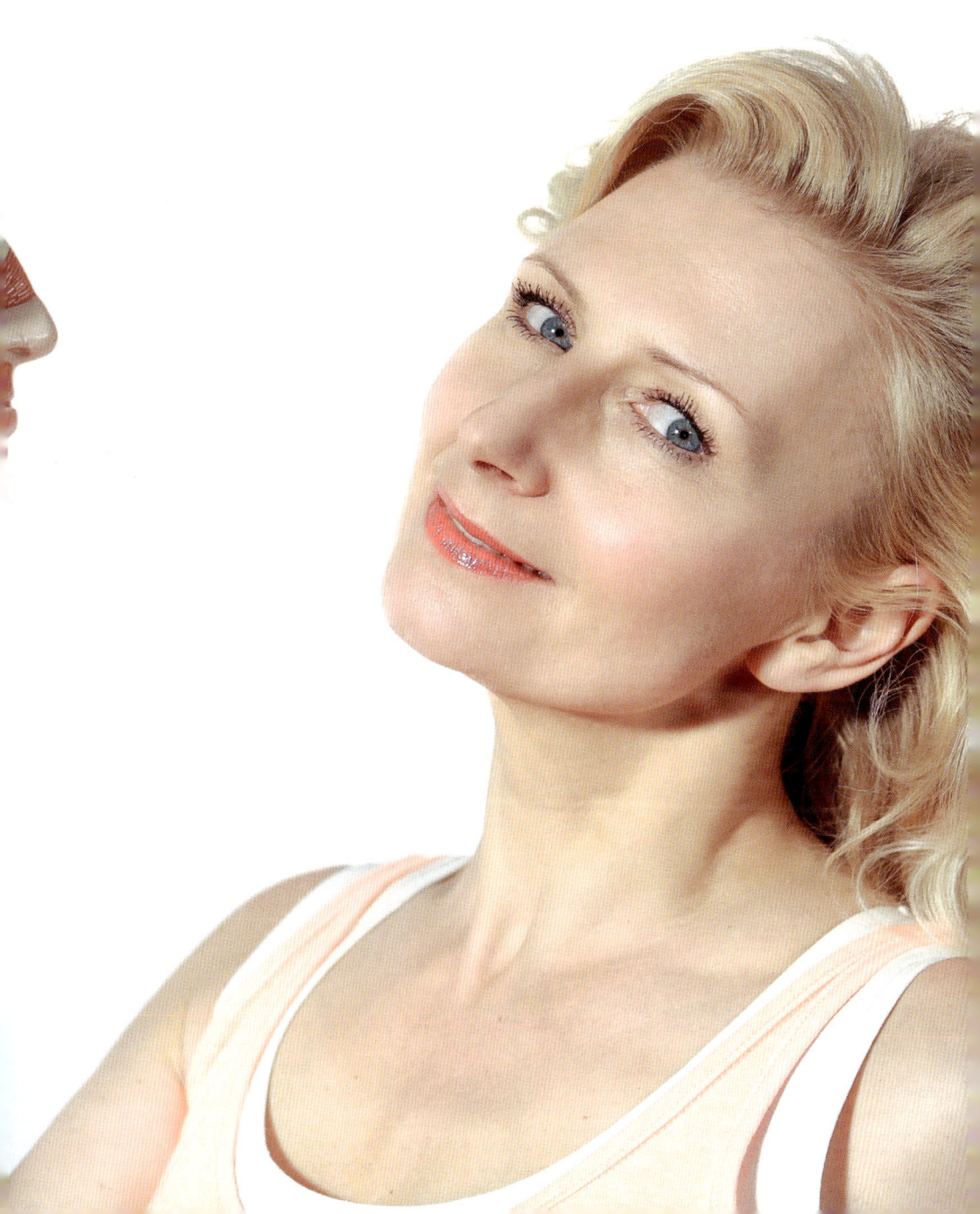

Der liebe Gott ist ja nicht besonders galant, sonst hätte er uns doch die Falten an die Fußsohlen und nicht ins Gesicht geschrieben. Was tun wir Frauen nicht alles für unser gutes Aussehen! Sieht Ihr Badezimmer auch schon aus wie eine Reparatur-Werkstatt, alles voll mit Töpfen und Tiegeln mit Spachtelmasse, Schleifcremes, Fugenkitt und diesem ganzen Runderneuerungs-Quatsch? Wir Frauen sind bereit, für unseren Körper Dinge zu tun, für die jeder Gebrauchtwarenhändler ins Gefängnis ginge! Wie eine Kollegin, die ich kürzlich nach längerer Zeit beim Dreh wieder traf. Ich hätte sie beinahe nicht wiedererkannt: »Süße, du siehst ja toll aus! Sag mal, hast du was machen lassen? Du siehst ja kaum aus wie dreißig!« Dabei weiß ich aus gesicherten Quellen, dass Teile von ihr demnächst fünfzig werden!

Dass wir dem Erschlaffen unseres Körpers mit gezieltem Training entgegenwirken können, ist inzwischen allgemein anerkannt und wird wohl kaum noch einer bestreiten. Viele Menschen genießen ihren Sport, weil er sie aktiv und attraktiv macht.

Dagegen glauben die meisten immer noch, dass unser Gesicht hoffnungslos dem Alterungsprozess und der Schwerkraft ausgesetzt ist und im Laufe der Jahre Falten, Furchen und Hängebäckchen unvermeidbar sind.

Wir schenken teuren Creme-Versprechen Glauben, machen Schälkuren, Peelings und Masken. Immer mehr Menschen lassen sich sogar Nervengift injizieren oder begeben sich ohne jegliche medizinische Indikation unters Messer, in der Hoffnung dadurch die schwindende Jugendlichkeit zurückzuerlangen. Ganz abgesehen von den gesundheitlichen Risiken, die Operationen mit sich bringen, verändert solch eine Schönheits-OP auch oft den Charakter des Gesichtes und das für meinen Geschmack meist nicht zum Vorteil. Solche Gesichter wirken dann oft maskenhaft und nicht mehr authentisch.

Gerade in meinem Beruf gibt es viele Frauen, die dem Druck des Jugendwahns nicht standhalten. Mit zum Teil schrecklichen Folgen. Bei einer Kollegin, die sich auf Anraten ihrer Agentur die Tränensäcke operieren ließ, entschied der Arzt während der Narkose einfach selbstherrlich, dass mehr Haut entfernt werden müsse als zuvor besprochen. Er setzte also ohne Zustimmung der Patientin weitere Schnitte vor den Ohren und machte somit quasi ein Wangenlifting! Sie fühlte sich überrumpelt und entstellt, da die Narben unglücklicherweise auch noch sehr wulstig verheilten. Zwei Prozesse und zwei OPs später sieht sie wieder gut aus, aber sie kann heute nur noch geschminkt aus dem Haus gehen und trägt die Haare immer über den Ohren, um die Narben zu verdecken.

Eine andere Kollegin wollte sich die Hängebäckchen rechts und links des Kinnes rausschneiden und über den Wangenknochen wieder festnähen lassen. Dafür wurde beidseitig die komplette Gesichtshaut vom Ohr ausgehend abgelöst. Beim Annähen der »Bäckchen« hat der hochgelobte Gesichtschirurg dann leider versehentlich den Nervus facialis mit angenäht, wodurch eine halbseitige Gesichtslähmung entstand, ähnlich wie nach einem Schlaganfall. Erst nach einer weiteren Operation und vielen Wochen bangen Hoffens konnte sie wieder normal sprechen.

Auch ich habe eine Zeit lang schwer mit meiner großen Nase gehadert und ernsthaft überlegt, ob ich eine OP in Betracht ziehen soll. Zum Glück riet mir damals meine Agentin dringend, es sein zu lassen und meine Individualität nicht gegen ein Durchschnittsgesicht mit Durchschnittsnase einzutauschen. Das saß, und ich bin heute sehr froh, dass sie mich überzeugen konnte.

Selbst wenn alles problemlos verläuft und das Ergebnis einer Schönheitsoperation wirklich gut ist, schlägt die Schwerkraft und Muskelerschlaffung nach ein paar Jahren wieder erbarmungslos zu. Kaum jemand, der einmal angefangen hat, an sich »rumdoktern« zu lassen, belässt es bei nur einem Eingriff. Und alle Operationen, auch die »unsichtbaren«, hinterlassen Narben in den tieferen Hautschichten.

Doch es geht auch anders: Durch das in diesem Buch vorgestellte Gesichtstraining lassen sich die unschönen Nebenerscheinungen des Älterwerdens schon früh abmildern und sogar zurückbilden. Ohne Schmerzen, ohne Risiko und ohne dabei vernarbtes Gewebe zurückzulassen, welches sich im Zweifelsfall nicht mehr oder wenn nur ungleich viel schwerer trainieren lässt.

Ohne gezieltes Training verliert der Körper mit zunehmendem Alter 30-40 Prozent der Muskelmasse und damit an Spannung und Elastizität. Auch die Gesichtsmuskeln bauen sich ab. Deshalb wirken die Gesichter älterer, schlanker Menschen oft leicht ausgemergelt und bei kräftigeren bilden sich Doppelkinn und Hängebäckchen. Es sind nämlich nicht nur die Fältchen, die ein Gesicht älter wirken lassen, sondern besonders diese hängenden und erschlaffenden Partien des Gesichtes.

Doch genau wie beim Körpertraining lässt sich auch durch ein Training der Gesichtsmuskulatur das Muskelvolumen erhalten oder regenerieren und es entstehen wieder festere, jugendlichere Konturen! Außerdem regt Muskeltraining die Kollagenproduktion an, wodurch sich die Gesichtshaut strafft und Falten deutlich gemildert werden oder sogar verblassen. Natürlich ist es sinnvoll, Hautcremes zu benutzen, um die Haut vor Hitze, Kälte, Trockenheit und UV-Strahlung zu schützen. Eine Creme versorgt jedoch nur die Oberhaut mit Feuchtigkeit und macht sie geschmeidig. Die tieferen Schichten und Fasern erreichen wir nur mit Muskeltraining und Akupressur.

Manche der Übungen, die ich in diesem Buch vorstelle, habe ich schon vor vielen Jahren entdeckt, aber nur unregelmäßig praktiziert, denn das kostet natürlich Zeit, die dafür nie da war. Teilweise war ich auch einfach zu faul, und so richtig nötig fand ich es auch noch nicht. Erst als ich vor etwa vier Jahren meine neuen Schauspieler-Bewerbungs-Fotos sah, wurde mir schlagartig klar, dass der Alterungsprozess auch mich nicht verschont. Beim täglichen Blick in den Spiegel hatte ich die Veränderung nicht so recht wahrgenommen. Der Spiegel, dieser verlogene Mistkerl, hat mir noch weit in meine 40er vorgegaukelt, ich sei kaum gealtert. Mein Schock war groß, aber ich wusste ja eigentlich, was zu tun war! Also fing ich an, wieder öfter die mir bekannten Übungen zu praktizieren, und machte mich auf die Suche nach weiteren Anregungen. Von Russland bis Amerika und von Indien bis in die Schweiz, überall fand ich neue Übungen. Einige davon schienen mir die Schönheit nicht besonders zu fördern oder waren gar kontraproduktiv, da sie beim Üben neue Falten hervorriefen. Andere, wie z.B. »Völlig Gaga« oder der »Karpfen« ergaben sich aus Sprech- und Gesangsübungen, bei denen eine Vielzahl sonst wenig genutzter Gesichtsmuskeln aktiv sind. Auch im Yoga gibt es spezielle Übungen für das Gesicht. Etliche Tipps kamen auch von Kolleginnen, wie z.B. der »Löffelheber«, den ich während einer Musical-Produktion von einer asiatischen Kollegin gelernt habe. Aus all dem und der intensiven Beschäftigung mit der Anatomie des Kopfes, habe ich allmählich ein ganz eigenes Übungsprogramm entwickelt, welches ich hier zum ersten Mal veröffentliche.

Um das Erlernen der Übungen zu erleichtern, liegt diesem Buch eine DVD bei, auf der ich erst alle Übungen erläutere, die du dann mit mir gemeinsam in einer Übungsfolge machen kannst. Viele der Übungen sehen übrigens ziemlich blöd und komisch aus. Du darfst dich darüber gerne herzlich amüsieren, denn Lachen ist in jedem Fall gut für das Gesicht und für den Geist.

Ich freue mich, dass du die Entfaltungs-Herausforderung annimmst! Wenn du kontinuierlich übst, kannst du dir damit in vier Wochen ein um Jahre jüngeres und strahlenderes Gesicht zaubern! Versprochen!

Mach am besten jetzt gleich ein Foto von dir und dann wieder nach vierwöchigem Üben. Du wirst staunen!

Ein schönes, leuchtendes Gesicht braucht neben einem guten Training auch innere und äußere Nahrung. Deshalb folgen auf den Übungsteil noch ein paar wichtige Informationen über Ernährung und Kosmetik. Über beide Themen gibt es umfangreiche Fachbücher, deshalb habe ich hier nur das Wesentliche zusammengetragen und durch meine persönlichen Tipps und Vorlieben ergänzt.

Und schließlich spielt die innere Einstellung eine große Rolle. Denn es geht mir in diesem Buch nicht nur um die Entfaltung der Gesichtszüge durch die hier vorgestellten Übungen, sondern natürlich auch um die Entfaltung der Persönlichkeit, eines der höchsten menschlichen Güter überhaupt. Menschen, die sich frei entfalten und ihre Träume leben können, sind glücklich und strahlen dies auch aus. Dadurch wirken sie attraktiv. Doch wie schwer ist das selbst in unserer reichen Wohlstandsgesellschaft zu realisieren! Von Menschen in Krisengebieten oder Entwicklungsländern ganz zu schweigen. Und selbst bei Menschen wie mir, die das Glück haben, sich in ihrem Traumberuf entfalten zu können, steckt der Alltag voller Höhen und Tiefen. Auch viele andere Berufe erfordern heutzutage diesen Balanceakt, einerseits den größtmöglichen Einsatz zu leisten, um gut zu sein und seinen Erfolg genießen zu können, und gleichzeitig eine gesunde Distanz zu wahren. Die große Kunst ist es, seine Glückseligkeit nicht davon abhängig zu machen, wie gut das gelingt, und den Selbstwert nicht an den äußeren Erfolgen zu messen.

Was Entfaltung für jeden Einzelnen bedeutet, kann auch nur jeder für sich selbst herausfinden und beantworten. Für manche mag es ein aufregender Beruf sein, für andere die Familie, ein schönes Hobby, soziales Engagement, Sport, Kunst, Religion oder vieles mehr. Wichtig ist, sich bewusst zu entscheiden, und diese Entscheidung immer wieder in größeren Abständen zu überprüfen. Ziele, die man vor vielen Jahren hatte, sind heute nicht mehr unbedingt gültig. Vielleicht durfte man schon als Jugendlicher nicht den Weg einschlagen, den man gerne gewählt hätte, und hat sich dann notgedrungen anderweitig orientiert. Aber vielleicht gibt es Wege, dem Traum von damals heute zumindest teilweise nachzugehen.

Wir haben ein Recht auf freie Entfaltung, doch wir müssen uns selbst darum kümmern. Um die Entfaltung unserer persönlichen Träume, genauso wie um die Entfaltung unserer Wahrnehmung, Selbstachtung und Selbstliebe. Nur so können wir erstrahlen wie eine Blüte, die sich aus der Enge der Knospenhülle befreit hat.

Über die Entfaltung der Persönlichkeit gibt es bereits eine Vielzahl großartiger Bücher, die uns die unterschiedlichen Wege aufzeigen können. Der Schwerpunkt der folgenden Seiten liegt darin, dir die Möglichkeit zu eröffnen, aktiv etwas gegen den körperlichen Alterungsprozess zu unternehmen. Bitte mach dir jedoch keinen zusätzlichen Druck damit. Du alleine bestimmst, wie viel Zeit du investieren kannst und willst!

Und jetzt wünsche ich dir viel Spaß beim Ausprobieren und Anwenden!

Das Schönste, was es auf der Welt gibt, ist ein leuchtendes Gesicht! (Albert Einstein)

Übungen

Vorbereitung

Ich stelle dir im Folgenden eine Vielzahl an Übungen vor. Keine Sorge, es geht nicht darum, sie alle dauernd zu praktizieren. Das ginge schon allein zeitlich gar nicht – wir wollen ja auch noch was anderes tun als nur Gesichtsgymnastik! Aber es ist auch gar nicht nötig. Du kannst sie zu Beginn entweder alle einmal durchprobieren und dann die weiter üben, die dir besonders liegen. Oder du entscheidest dich für bestimmte Schwachpunkte, an denen du gezielt arbeiten möchtest.

Stelle dir ein kleines Programm zusammen und versuche, dir in den nächsten vier Wochen täglich eine halbe Stunde Zeit zum Erlernen und zum Muskelaufbau zu nehmen. Später reichen dann etwa 10 Minuten täglich. Nach einer Weile werden dir die Übungen so vertraut sein, dass du keinen Spiegel mehr dafür brauchst. Viele Übungen lassen sich dann leicht in alltägliche Abläufe integrieren. Nur jetzt für den Anfang wünsche ich dir ein bisschen Ausdauer und Geduld.

Suche ein schönes Foto von dir raus, auf dem du dich sehr attraktiv findest, dass vor mehreren Jahren aufgenommen wurde, und hefte es dir als Motivation an deinen Badezimmerspiegel! Vergleiche genau, welche Partien deines Gesichtes sich negativ verändert haben und entscheide dich, welche du als Erstes besonders bearbeiten möchtest.

Vieles ist am Anfang ungewohnt. Manches erscheint dir vielleicht sogar sehr schwierig. Die meisten von uns sind es einfach nicht gewohnt, einzelne Gesichtsmuskeln gezielt einzusetzen. Aber nur Mut! Ich bin sicher, du wirst bald das richtige Gefühl für die Übungen entwickeln. Dann wirst du die Expertin oder der Experte für dein Gesicht sein und ein klares Gespür dafür entwickeln, welche der Übungen für dich am besten funktionieren und dir dienlich sind!

Du bist schon ganz ungeduldig und möchtest gerne einmal ausprobieren, wie sich eine solche Übung anfühlt? Dann blättere doch mal auf S. 52 zur »Zahnlosen Hexe«. Das ist eine leicht erlernbare, tolle Übung zum Anheben der Wangen und eine sehr effektive Straffung für das gesamte Gesicht. So kannst du einen ersten Eindruck davon gewinnen, was es mit diesen Übungen auf sich hat.

Ich empfehle dir jedoch ansonsten, tatsächlich mit dem Anfang anzufangen: mit den Vorbereitungen, den Aufwärm- und Lockerungsübungen und dich dann einmal durch die Übungen zu arbeiten, um ein Gespür dafür zu entwickeln. Das wird dir helfen, zu entscheiden, was deinem Gesicht besonders guttut. Auf den Seiten 92 bis 95 findest du einige Vorschläge für verschiedene Übungsprogramme oder du stellst dir dein eigenes ganz individuell zusammen!

Alle Übungen findest du auch unter demselben Namen auf der DVD!

Was du brauchst

Finde einen ruhigen Ort. Du brauchst einen Standspiegel, egal ob groß oder klein, und einen Stuhl oder Hocker mit fester Sitzfläche, auf dem du gerade aufgerichtet sitzen kannst. Der Spiegel muss so positioniert sein, dass du bei absolut aufrechter Haltung dein Gesicht und deinen Hals siehst! Wenn der Stuhl zu niedrig ist oder der Spiegel zu tief steht, rundest du den Rücken und das ist für unsere Übungen kontraproduktiv!

Für manche Übungen brauchst du einen Sektkorken, einen Kaffeelöffel mit flachem Stiel und bei langen Haaren einen Haargummi.

Grundhaltung

Setze dich aufrecht an die vordere Kante der Sitzgelegenheit, das Becken leicht vorgekippt. Spüre deine Sitzhöcker und richte deine Wirbelsäule bewusst von unten bis zum obersten Scheitelpunkt auf. Wenn es dir hilft, stelle dir einen unsichtbaren Faden auf deinem Kopf vor, an dem du hängst!

Ein paar praktische Hinweise

Achte immer darauf, dass beim Üben keine zusätzlichen Falten entstehen! Wenn dies doch einmal der Fall sein sollte, überprüfe die Fingerposition und glätte im Zweifelsfall die Falte mit den übrigen Fingern. Sei immer sanft beim Üben mit deiner Haut und zerre nicht an ihr.

Beim Erlernen der Übungen ist es besser, kurze Fingernägel zu haben, damit du deine Haut nicht verletzt. Später kannst du sie dann auch mit langen Nägeln durchführen, oder du kannst bei manchen Übungen die Finger ganz weglassen.

Verwende auch direkt vor deinen Übungen keine Creme, oder nur eine schnell einziehende Feuchtigkeitscreme, da sonst die Finger ständig abrutschen.

Mimische Muskulatur

Auf den folgenden Seiten siehst du die vielen unterschiedlichen Gesichtsmuskeln, die uns zur Verfügung stehen und derer wir uns beim Üben bewusst werden können.

Schau dir besonders die Bereiche an, die du trainieren möchtest und versuche beim Üben, die Muskeln, die du gerade trainierst, auch zu visualisieren.

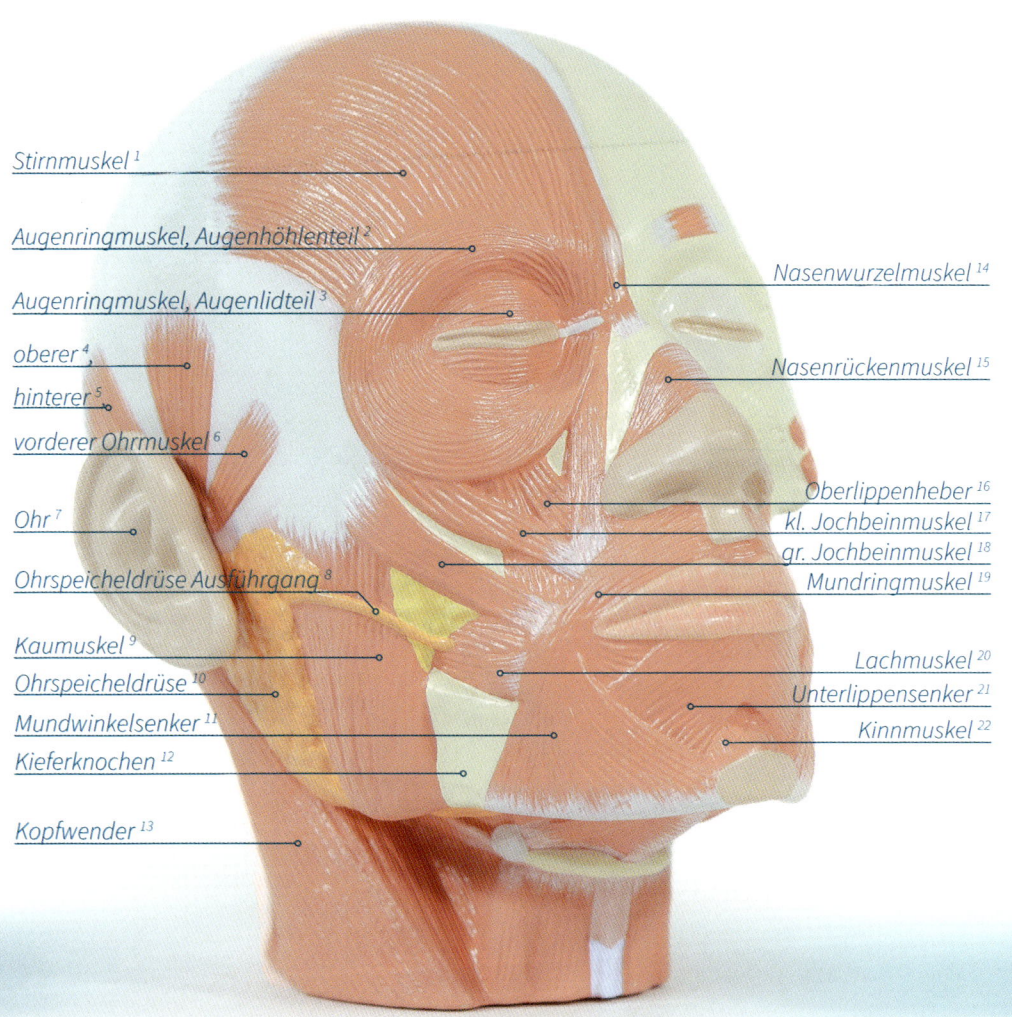

Stirnmuskel [1]

Augenringmuskel, Augenhöhlenteil [2]

Augenringmuskel, Augenlidteil [3]

oberer [4],

hinterer [5]

vorderer Ohrmuskel [6]

Ohr [7]

Ohrspeicheldrüse Ausführgang [8]

Kaumuskel [9]

Ohrspeicheldrüse [10]

Mundwinkelsenker [11]

Kieferknochen [12]

Kopfwender [13]

Nasenwurzelmuskel [14]

Nasenrückenmuskel [15]

Oberlippenheber [16]

kl. Jochbeinmuskel [17]

gr. Jochbeinmuskel [18]

Mundringmuskel [19]

Lachmuskel [20]

Unterlippensenker [21]

Kinnmuskel [22]

1. M. occipitofrontalis,
   Venter frontalis
2. M. orbicularis oculi,
   Pars orbitalis
3. M. orbicularis oculi,
   Pars palpebralis
4. M. auricularis superior
5. M. auricularis posterior
6. M. auricularis anterior

7. Auricula
8. Ductus parotideus
9. M. masseter
10. Glandula parotis
11. M. depressor anguli oris
12. Mandibula
13. M. sternocleidomastoideus
14. M. procerus

15. Pars transversa musculi nasalis
16. M. levator labii superioris
17. M. zygomaticus minor
18. M. zygomaticus major
19. M. orbicularis oris
20. M. risorius
21. M. depressor labii inferioris
22. M. mentalis

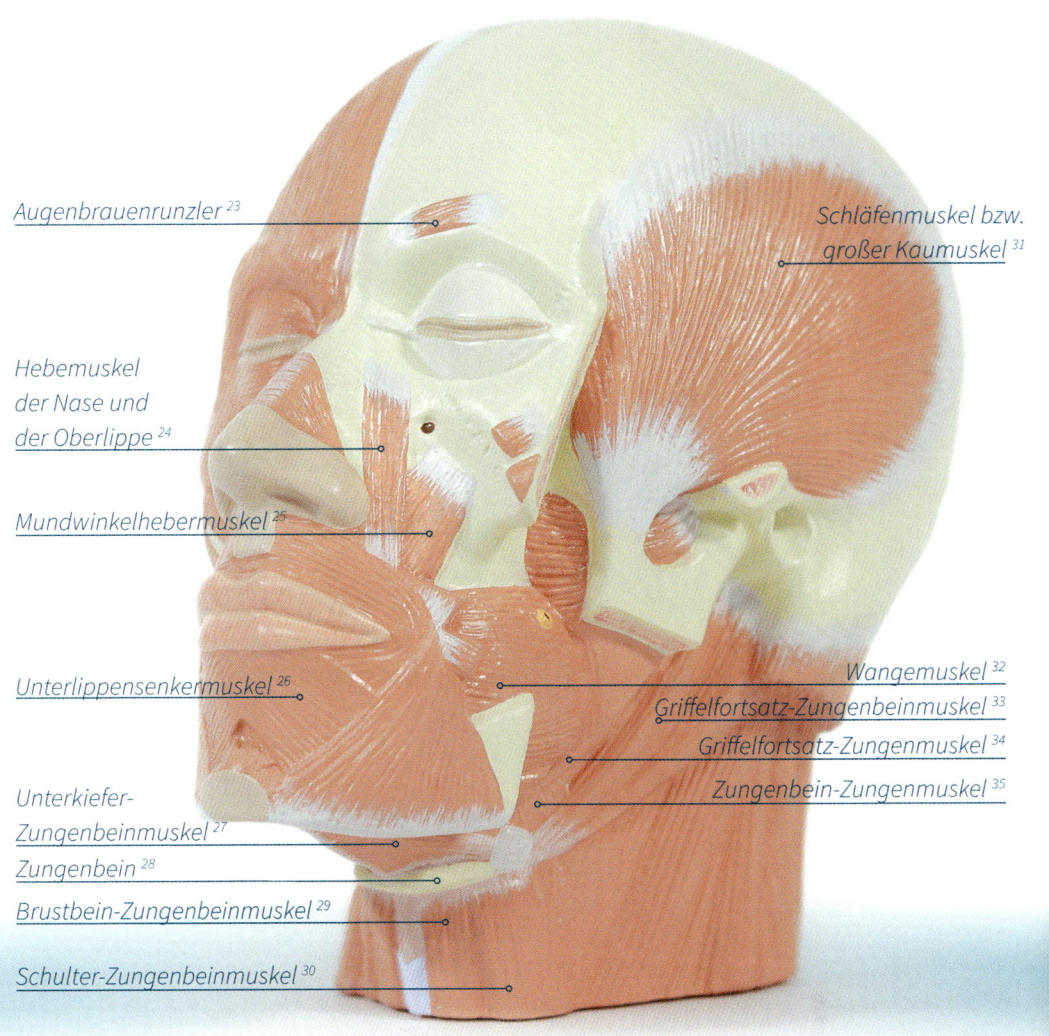

Augenbrauenrunzler [23]

Hebemuskel
der Nase und
der Oberlippe [24]

Mundwinkelhebermuskel [25]

Unterlippensenkermuskel [26]

Unterkiefer-
Zungenbeinmuskel [27]

Zungenbein [28]

Brustbein-Zungenbeinmuskel [29]

Schulter-Zungenbeinmuskel [30]

Schläfenmuskel bzw.
großer Kaumuskel [31]

Wangemuskel [32]
Griffelfortsatz-Zungenbeinmuskel [33]
Griffelfortsatz-Zungenmuskel [34]
Zungenbein-Zungenmuskel [35]

23. M. corrugator supercilii
24. M. levator labii superioris
    alaeque nasi
25. M. levator anguli oris
26. M. depressor labii inferioris

27. M. mylohyoideus
28. Os hyoideum
29. M. sternohyoideus
30. M. omohyoideus, Venter
    superior

31. M. temporalis
32. M. buccinator
33. M. stylohyoideus
34. M. styloglossus
35. M. hyoglossus

Und jetzt geht's los ...

Aufwärmen und Lockern

Ganz ehrlich, ich bin auch ein Mensch, der am liebsten das Aufwärmen weg lässt und gleich mit den richtigen Übungen beginnen will. Oder sich ohne Warm-up beim Skifahren die Piste runterschwingt und beim Joggen ohne Stretchen losläuft. Nur habe ich inzwischen gelernt, dass es meinem Körper viel besser geht, wenn er zumindest kurz auf die Bewegung vorbereitet wird.

So ist es auch beim Gesichtstraining. Das tiefe Ein- und Ausatmen versorgt dich mit mehr Sauerstoff und bringt dir körperliche und mentale Entspannung. Das Lockern der Nackenmuskeln und der Kopfhaut unterstützt dich darin, die nachfolgenden Übungen in einer entspannten, offenen Haltung anzugehen. Beides steigert die Wirkung der Übungen und fördert ein strahlendes Aussehen. Wenn es deine Zeit zulässt, solltest du dein Programm daher immer mit diesen Aufwärm- und Lockerungsübungen beginnen.

Atemübung

Atme tief durch die Nase ein, bis in den Bauch, aber ganz locker, ohne Kraft.

Mache eine kleine Pause und dann lass die Luft langsam auf »fff« ausströmen.

Wenn du völlig ausgeatmet hast, warte wieder kurz, bis dein Körper von selbst den Impuls zum Einatmen gibt. Gleichzeitig stelle dir bei jedem Einatmen etwas Schönes, Positives vor, das du symbolisch mit den Händen zu dir ziehst. Bei jedem Ausatmen gibst du etwas Negatives ab und schiebst es mit den Händen weg von dir. Wiederhole das, sooft du willst.

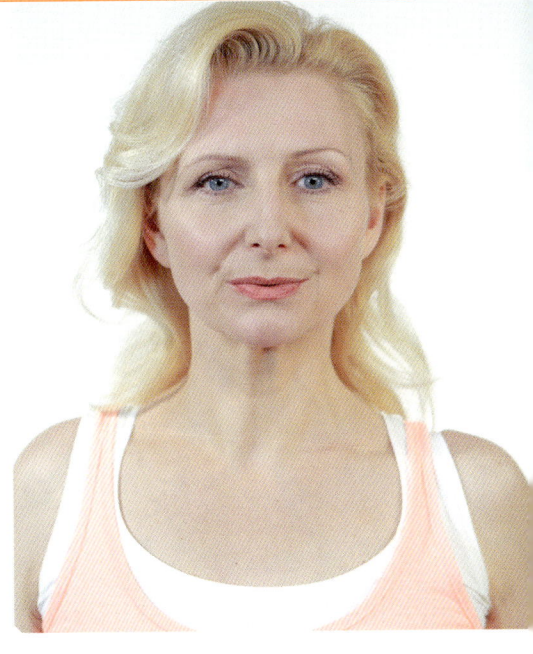

Wofür?
Entspannung und mentale Einstimmung, Öffnung des Brustkorbs und Verbesserung der Sauerstoffzufuhr

Schulterlockern

Bleibe weiter in dem tiefen, entspannten Atemrhythmus aus der vorigen Übung und ziehe beim Einatmen deine Schultern hoch zu den Ohren und kreise sie ausatmend nach hinten unten. Das Brustbein öffnet sich und die Schulterblätter ziehen nach unten, zueinander. Wiederhole die Bewegung einige Male, bis du dich schön entspannt und locker fühlst.

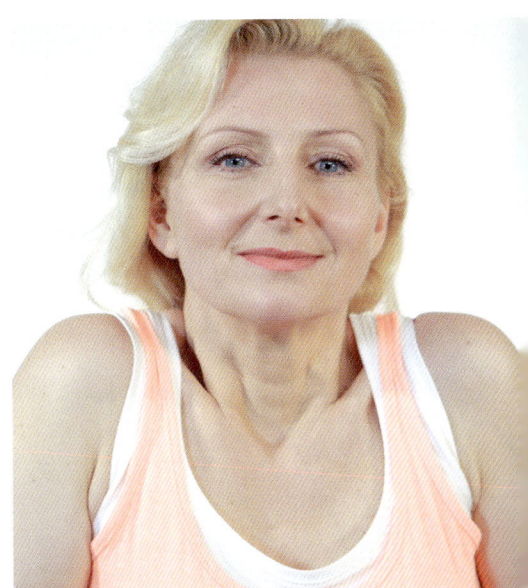

Kopfhaut aktivieren

Laut der traditionellen chinesischen Medizin befinden sich auf der Kopfhaut alle zwölf Meridiane des Körpers und unzählige Akupressur- und Akupunkturpunkte. Somit ist nicht verwunderlich, dass wir mit einer Kopfmassage unseren gesamten Körper inklusive Gesicht und Gehirn aktivieren können.

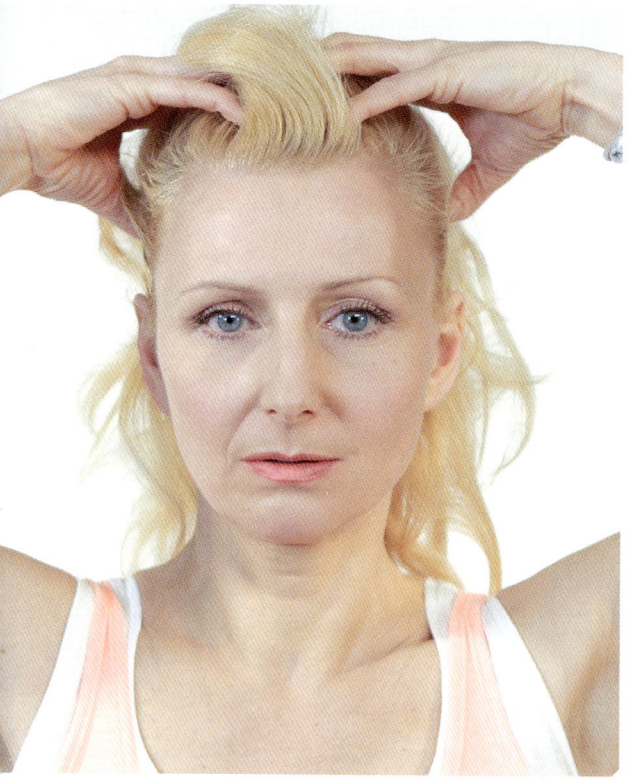

Wofür?
Löst Verspannungen, weckt die Sinne. Bei mir entsteht dabei sofort ein wohliges Kribbeln.

A. Deine Haare müssen bei dieser Übung offen sein. Lege beide Hände mit gespreizten, leicht angewinkelten Fingern entlang des Haaransatzes, wobei die Daumen am vorderen Ohrmuskelpunkt (Musculus auricularis anterior) liegen. Dieser Punkt liegt in der kleinen Mulde vor dem Ohr, oberhalb des Wangenknochens, ungefähr dort, wo das Ohr angewachsen ist. Nun streife kraftvoll durch die Haare bis zum hinteren, obersten Punkt deines Kopfes, dem sogenannten Kronen-Chakra.

Fünf Wiederholungen.

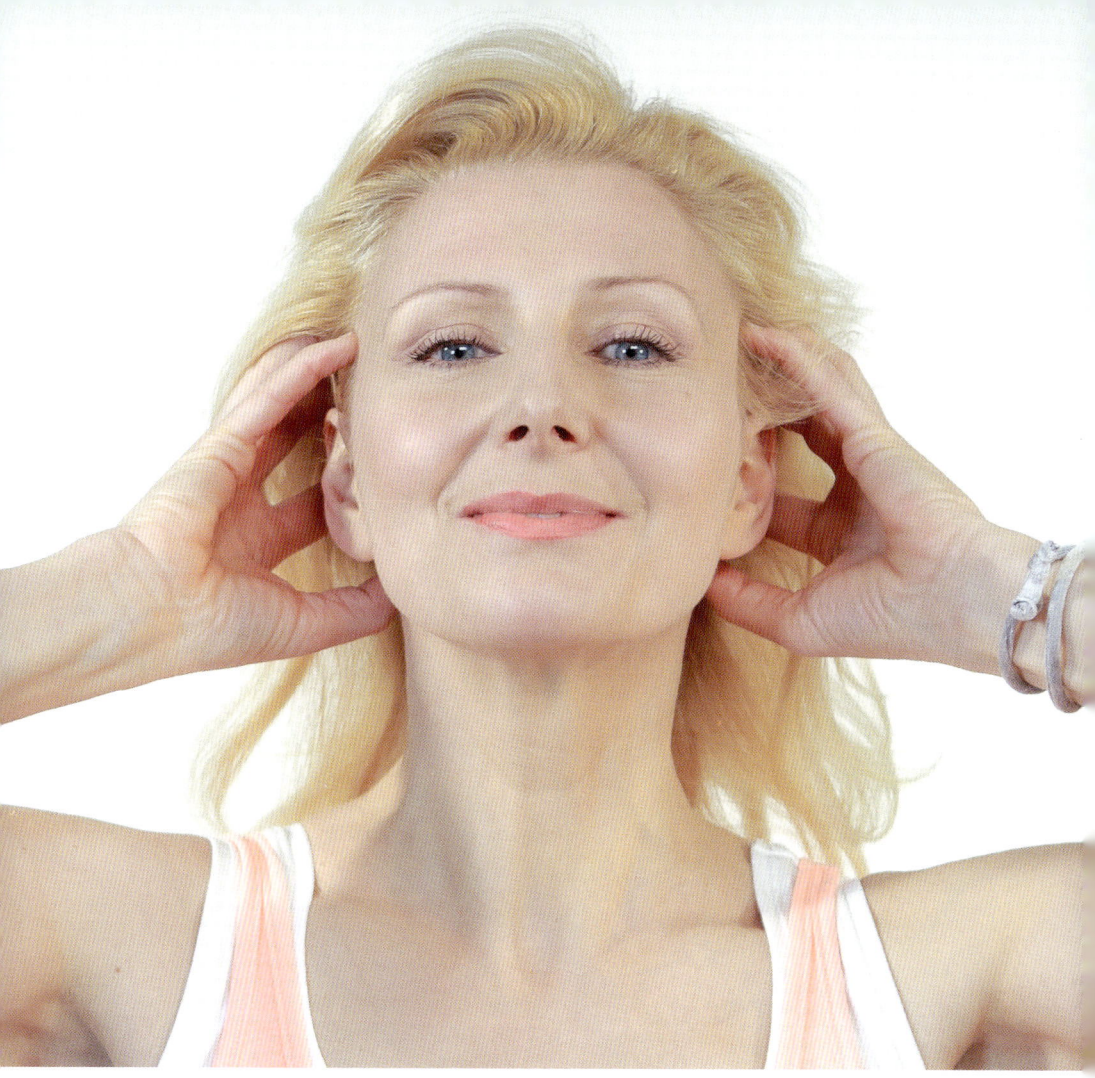

B. Jetzt mach das Gleiche noch mal, nur das deine Finger in der Aus-
gangsposition um das Ohr herum platziert sind. Der Daumen liegt unter dem Ohr und die anderen vier Finger im Halbkreis hinter und über
den Ohren. Auch jetzt massiere wieder kraftvoll deine Kopfhaut hoch
zum Kronen-Chakra. Die Ellenbogen bleiben dabei jeweils so weit außen wie möglich und die Schultern und Schulterblätter ziehen sich
nach unten.

Fünf Wiederholungen.

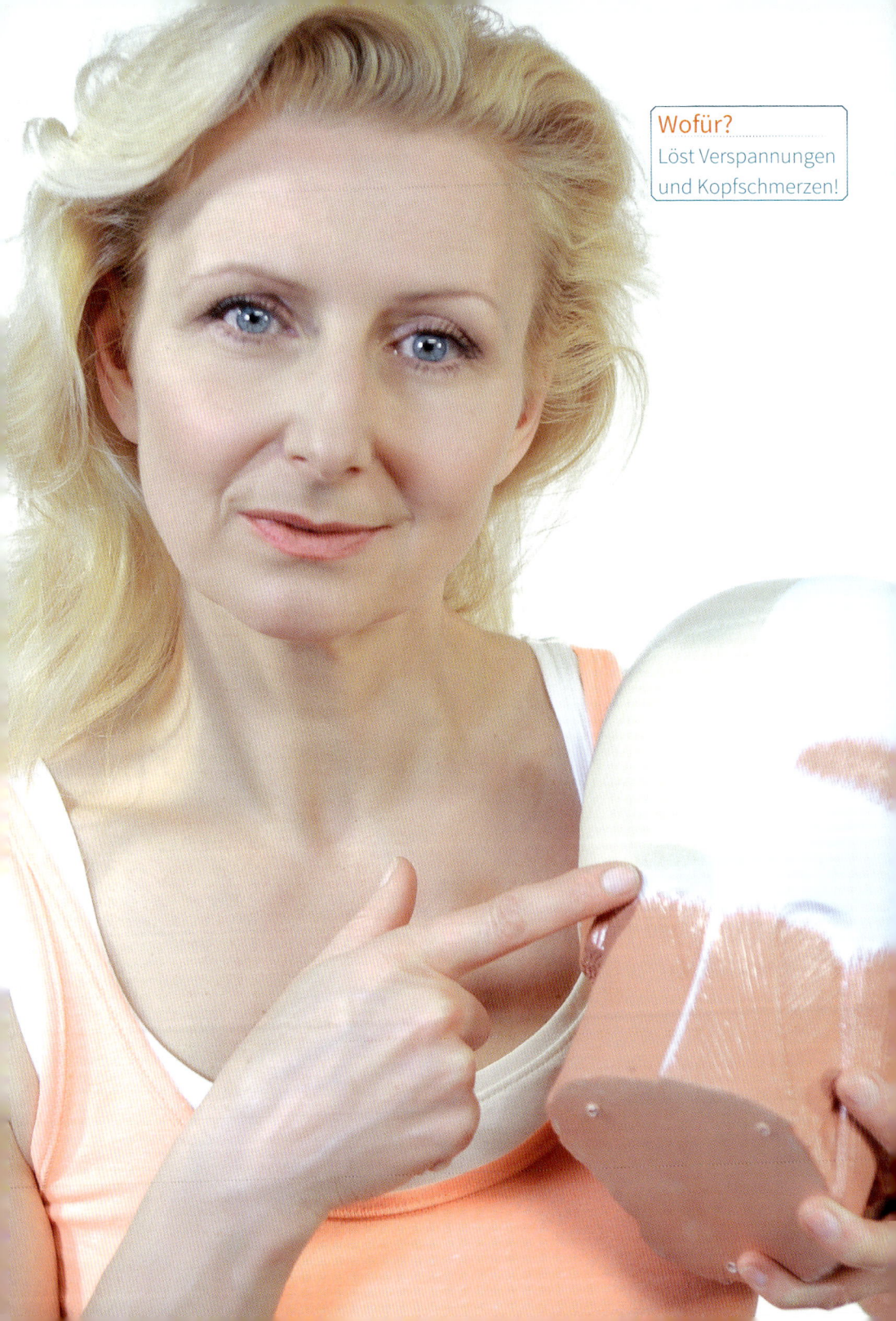

Atlasbogen aktivieren

Lasse nun die Hände am Hinterkopf nach unten rutschen bis zu der Stelle, wo die Wirbelsäule in den Schädel eintritt. Dort, in dem bogenförmigen Bereich über dem Atlas, dem obersten Halswirbel, sind die Ansätze der extrem starken Haltemuskeln, die unseren etwa sechs Kilo schweren Kopf halten und bewegen. Wenn wir gestresst sind, verspannen wir uns oft hier, was du an den vielen knubbeligen Stellen am unteren Schädelrand spürst.

Massiere diese Muskelansätze und Nerven kräftig mit kreisenden Bewegungen, dann ziehe die Finger mit Druck von der Mitte beginnend nach außen und greife vielleicht noch einige Male richtig fest in diese »Knubbel« rein. Natürlich nur so viel, wie für dich angenehm ist.

Oft lassen sich auch Spannungskopfschmerzen durch so eine Massage beheben.

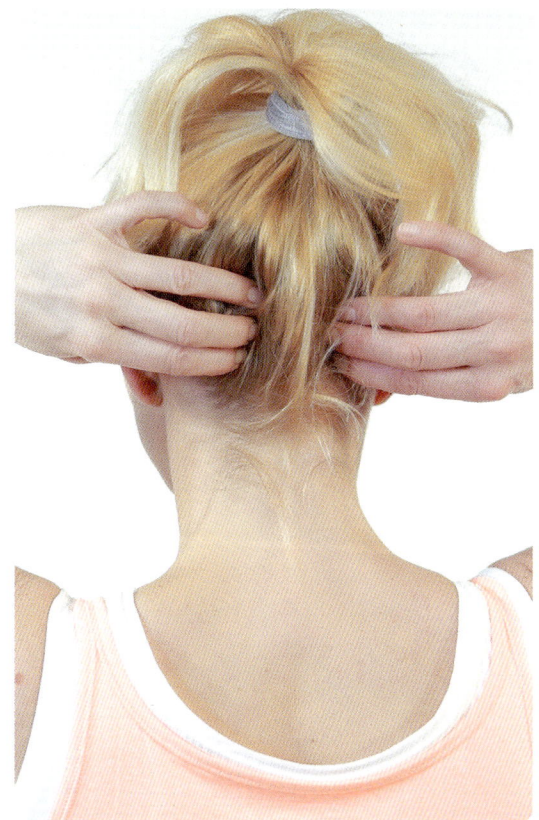

Bevor wir nun zu den Übungen für die einzelnen Teile des Gesichts kommen, möchte ich dich gleich vorweg mit einer der wirksamsten All-round-Übungen bekannt machen. Nach dem Motto: Das Beste kommt zuerst!

Ohrenwackeln

Diese Übung ist hervorragend für die gesamte Gesichtsstraffung, weil sie alle großen Gesichtspartien glättet. Da sie damit auch die Wirkung vieler anderer Übungen verstärkt, stelle ich sie gleich hier am Anfang vor, obwohl sie für manche Menschen eine echte Herausforderung darstellt. Denn wer nicht schon als Kind gelernt hat, mit den Ohren zu wackeln, braucht manchmal Tage, um die entsprechenden Muskeln anspringen zu lassen. Aber es lohnt sich absolut und ich verspreche dir, alle anderen Übungen sind danach um ein Vielfaches leichter zu erlernen!

Auch ich musste einige Zeit üben, um mit den Ohren wackeln zu kön-nen, aber plötzlich funktionierte es ganz selbstverständlich. Ich erinne-re mich noch genau, wie ich in der Maske im Theater saß und in einem Moment, in dem ich mich unbeobachtet fühlte, heimlich übte. Plötz-lich flüsterte eine Kollegin zur anderen: »Siehst du auch, was ich sehe? Tanjas Lockenwickler bewegen sich vor und zurück!« Wir mussten herz-lich lachen und ich verriet ihnen mein Geheimnis. Natürlich probierten auch die beiden Kolleginnen und die Maskenbildnerin sofort aus, wie beweglich ihre Ohren sind. Sie waren von der Übung begeistert und wir mussten uns schwer zusammenreißen, um rechtzeitig zur Vorstellung mit dem Make-up fertig zu werden.

Beim Ohrenwackeln machen wir etwas ganz Ähnliches wie bei einer chirurgischen Gesichtsstraffung: Die Haut wird nach hinten in Richtung Ohren gezogen. Nur dass wir dazu keine »Abnäher« brauchen, sondern unsere Ohr- und Hinterkopf-Muskulatur einsetzen.

Wer bereits mit den Ohren wackeln kann, macht jetzt einfach mit der Übung auf S. 32 weiter. Für alle anderen habe ich hier drei gute Tricks, um die Ohren in Bewegung zu bringen:

1. Trick: Trocken kauen

Die Ohren werden von den vorderen, oberen und hinteren Ohrmuskeln (Musculus auricularis anterior, superior und posterior) bewegt. Diese sogenannten Gesichtsmuskeln liegen teilweise über dem großen Kaumuskel (Musculus temporalis). Wenn wir den Kaumuskel aktivieren, bewegen sich die Ohren automatisch mit.

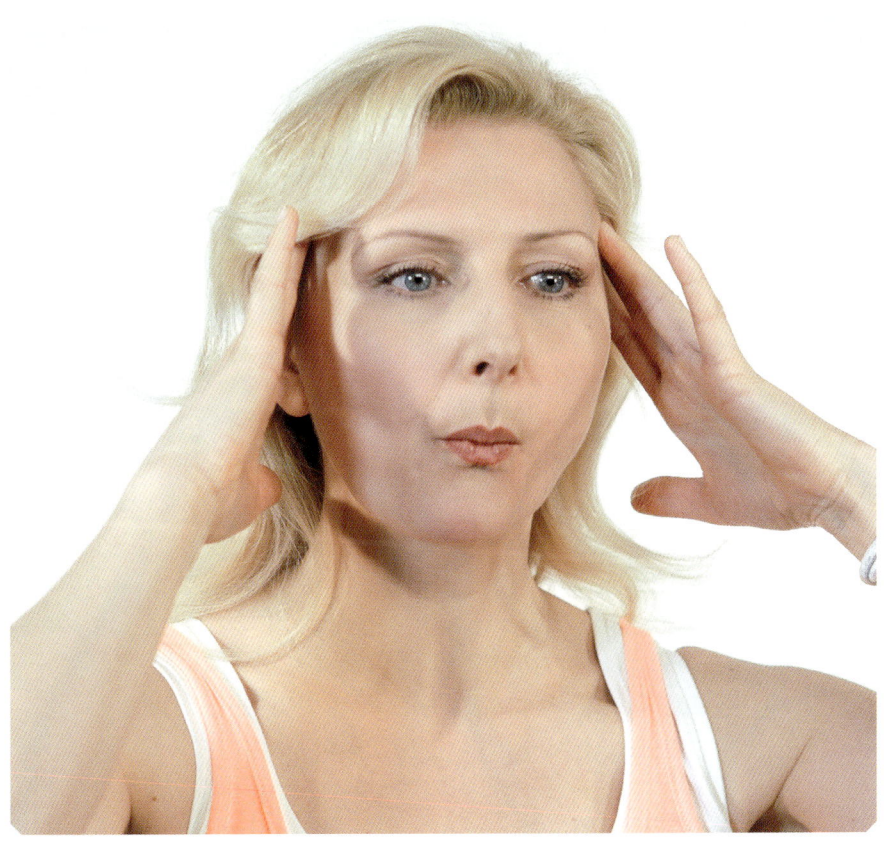

Versuche jetzt, deine Finger wie auf dem Foto leicht und flach über die Ohren zu legen. Dann kaue ein paar Mal kräftig, sodass du ein ungefähres Gefühl für die Beweglichkeit deiner Ohren bekommst. Jetzt bewegen sie sich ganz sicher!

Später sollten sich die Schläfen und die Ohren allerdings auch ohne Kauen unter dem sanften Druck der Finger nach oben und hinten bewegen können.

2. Trick: Brille hoch ziehen

Hast du schon einmal versucht, bei der Gartenarbeit eine von der schweißnassen Nase rutschende Brille zurück auf die Nase zu wackeln, ohne die dreckigen Hände zu benutzen? Wahrscheinlich hast du dann dabei auch mit den Ohren gewackelt!

Es geht aber auch ohne Gartenarbeit und Schweiß: Setze irgendeine Brille locker auf die Nasenmitte und versuche, sie mit allen verfügbaren Muskeln zur Nasenwurzel hoch zu ziehen. Automatisch zucken Mundwinkel nach oben, die Wangen ziehen schräg nach oben und hinten, die Nasenflügel spannen sich auf, als wollen sie etwas erschnüffeln. Aber bitte nicht die Nase rümpfen. Du wirst die Brille auch nicht wirklich wieder nach oben bekommen, es ist nur wichtig, dabei die Ohrbewegung zu erspüren, denn optimalerweise fangen die Ohren an, am Brillenbügel zu ziehen. (ohne Foto)

3. Trick: Vorderen Ohrmuskel stimulieren

Falls das mit der Brille nicht geklappt hat, versuche es mit dem vorderen Ohrmuskel (Musculus auricularis anterior). Den Ansatz zu diesem Muskel findest du, wie schon beschrieben, in der kleinen Mulde vor dem Ohr, oberhalb des Wangenknochens, ungefähr dort wo das Ohr angewachsen ist. Keine Sorge, du findest ihn bestimmt, denn dieser vordere Ohrmuskel ist nicht klein, sondern wird von diesem Punkt ausgehend fächerförmig immer größer in Richtung Augenwinkel. (Siehe auch Muskelkopf!) Dieser Muskel lässt sich überall in seinem Verlauf stimulieren, ich finde nur den Ansatzpunkt am deutlichsten.

Drücke nun ausnahmsweise fest mit den Fingern auf diesen Muskelpunkt und spanne ihn in Richtung der Augen. Jetzt sollen deine Ohren versuchen, nach hinten dagegen zu ziehen. Unterstützt werden sie durch die Hinterkopf-Muskulatur, die wir beim »Atlasbogen aktivieren« kennengelernt haben.

Wenn du es schaffst, ziehe 20 Mal die Ohren nach hinten.

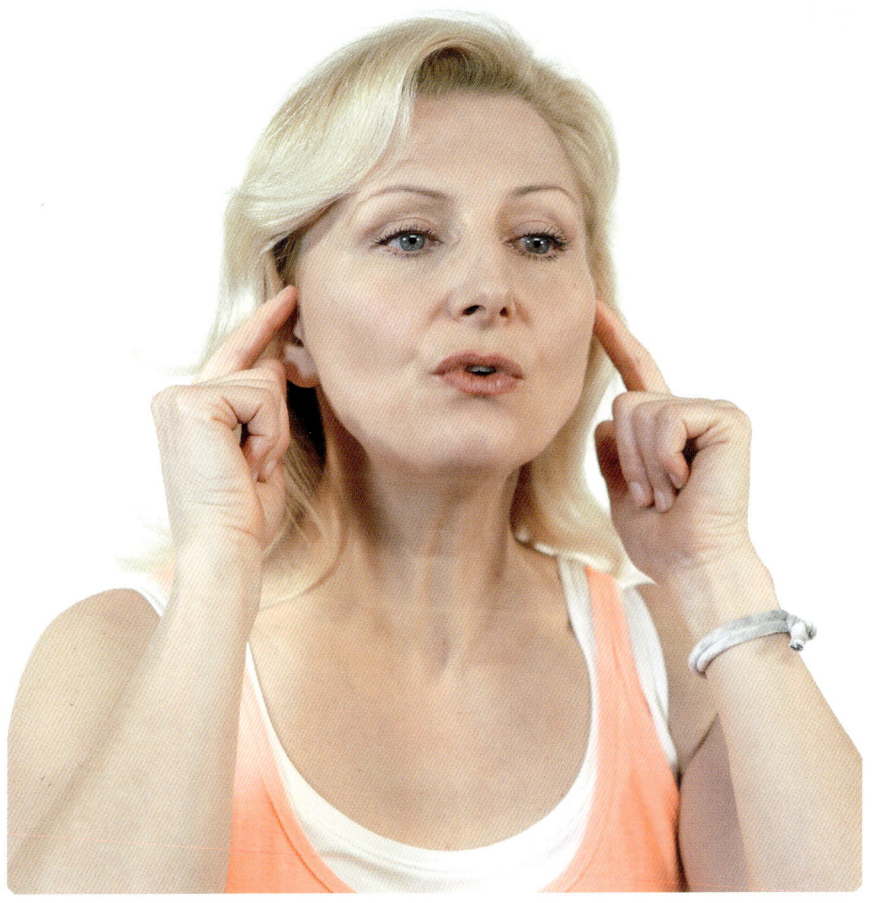

Ohrenwackeln – die Übung

Lege zur Unterstützung die Mittel- und Zeigefinger jeweils auf die beiden hinteren Ohrmuskeln. (Sieh dir dafür noch mal die Ohrmuskeln auf Seite 20 an.) Ungefähr eine Fingerbreite hinter der Ohrmuschel fühlst du unter jedem der beiden Muskelstränge kleine Mulden im Schädel. Wenn du diese impulsartig drückst, sollten die Muskeln reagieren.

> **Wofür?**
> Strafft die gesamte Gesichtsmuskulatur und löst Spannungskopfschmerzen

Die Ringfinger legen sich auf den oberen Ohrmuskel, bei dem die Mulde allerdings nicht so deutlich tastbar ist. Das ist auch nicht so von Bedeutung, denn du siehst ja, wie breit und lang diese Muskeln sind. Wichtig ist nur, diese Muskeln in Bewegung zu bringen, indem du sie immer wieder mit kleinen Druckimpulsen vom Ohr weg stimulierst. Die kleinen Finger können dabei die vorderen Ohrmuskeln übernehmen. Aktiviere auch deine Hinterkopf-Muskulatur, die ebenfalls die Ohren nach hinten zieht!

Lege zusätzlich die Zungenspitze an die unteren Schneidezähne und drücke den Zungenrücken an den oberen festen Gaumen, als würdest du den Buchstaben G bilden. Jetzt versuche, die Ohren zu bewegen, indem du abwechselnd die Zunge gegen den Gaumen presst und wieder locker lässt und mit den Fingerkuppen weiterhin gleichzeitig Druckimpulse nach oben und hinten gibst.

Übrigens: Im Video lasse ich wegen der besseren Sicht den vorderen Punkt weg. Die Finger dienen ohnehin nur zur Unterstützung. Sobald du das Ohrenwackeln beherrschst, brauchst du die Finger nicht mehr!

20 Impulse.

Natürlich kannst du gerne noch viel öfter mit den Ohren wackeln. Du wirst diese Übung im Folgenden auch immer wieder als Zusatzaufgabe finden!

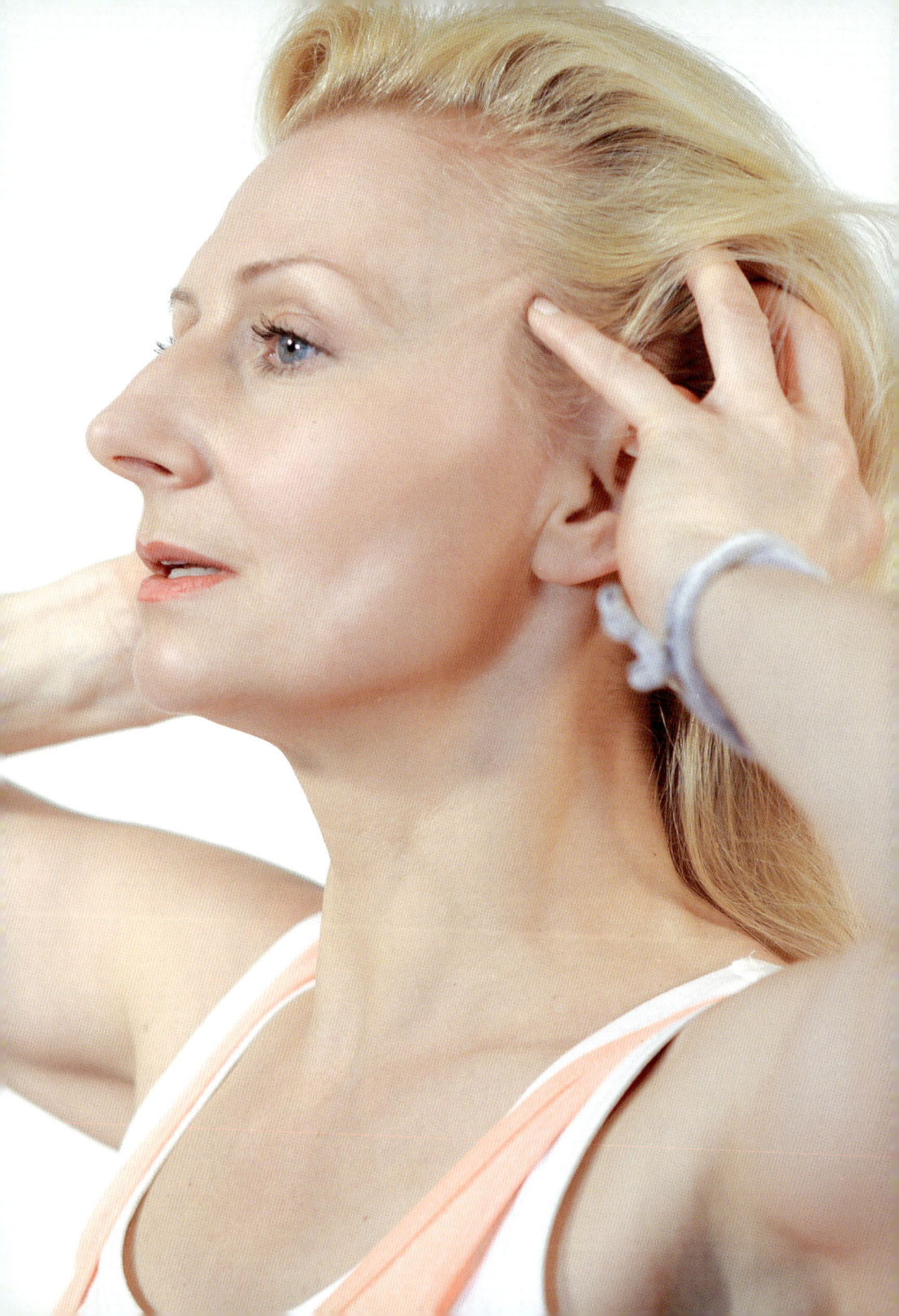

Sei geduldig mit dir. Wenn es noch nicht klappt, geh irgendwann einfach weiter zur nächsten Übung. Versuche es dann später oder morgen wieder. Und wieder und wieder und wieder.

Am Anfang ist es manchmal so schwierig wie das Erlernen des Fahrradfahrens als Kind. Hast du es jedoch einmal begriffen, ist es ganz einfach und du verlierst das Gefühl dafür niemals wieder. Bedenke, das ist die schwierigste von allen Übungen!

Und wie sagt der persische Dichter Saadi so schön: »Alles ist schwierig, bevor es leicht wird!«

Wann und wo?

Beherrschst du die Übung erst einmal, kannst du fast überall mal kurz nebenbei deine Gesichtsmuskeln durch Ohrenwackeln straffen und Kopfverspannungen lösen. Auch ganz ohne Zuhilfenahme der Hände.

Die Stirn

Die Stirn spielt im menschlichen Mienenspiel eine zentrale Rolle. Wir falten sie waagrecht als Zeichen des Erstaunens, der Sorge oder auch um die Bedeutungsschwere einer Aussage zu unterstreichen.

Oder wir schieben die Augenbrauen zur sogenannten Zornesfalte in der Mitte zusammen, wenn wir hoch konzentriert, ärgerlich oder aber auch einfach nur fehlsichtig sind. Diese meist unbewussten Ausdrucksformen hinterlassen zwar im Laufe der Jahre leider deutliche Spuren, sind aber für unser menschliches Miteinander enorm wichtig. Denn die durch Sprache transportierten Inhalte machen nur einen geringen Prozentsatz dessen aus, was wir vermitteln. Der größte Teil unserer Kommunikation läuft über Körpersprache, Klangfarbe und Mimik! Neuesten Studien zufolge kann die Lähmung der Gesichtsmuskeln durch Botulinumtoxin daher zu gravierenden Einschnitten im Sozialleben führen. Das Gegenüber empfängt keine vollständigen mimischen Botschaften mehr und fühlt sich dadurch unbewusst betrogen.

Dabei habe ich durchaus Verständnis dafür, dass es nicht immer leicht ist, die Stirne auch wieder zu entspannen. Die Stirn ist eine meiner persönlichen »Problemzonen«. Schon als Neunzehnjährige haben meine Schauspiellehrer mich häufig auf meine gerunzelte Stirn aufmerksam gemacht. Und auch mein sechzehnjähriger Sohn kräuselt oft und gerne seine schöne Stirn. Wenn ich mich heute dabei erwische, dass ich mir Sorgen- und Ärger-Falten ins Gesicht schreibe, versuche ich, sie ganz bewusst zu glätten und eine »kühle Stirn« zu bewahren, indem ich das Problem analysiere und nach Lösungsstrategien suche. Da ich ein sehr emotionaler und impulsiver Mensch bin, fällt mir das nicht immer leicht, aber es ist sehr nützlich für die innere und äußere Entfaltung!

So möchte ich auch dich ermutigen, dem Zahn der Zeit die mehr oder weniger faltige Stirn zu bieten und sie durch Muskelaufbau zu glätten, ohne dich ihrer Ausdrucksmöglichkeit zu berauben. Unser Ansatzpunkt dafür ist der Stirnmuskel (Musculus occipitofrontalis, Venter frontalis), der sich in zwei handtellergroßen Muskelbändern von den Augenbrauen beginnend bis ein ganzes Stück über den Haaransatz hinaus erstreckt.

Stirnglätter

Lege die Kuppen der drei mittleren Finger oben auf den Haaransatz und die Daumen seitlich an den Schläfen auf den oberen Ohrmuskel. Jetzt schiebe die Stirn mit sanftem Druck ein paar Millimeter nach oben.

Wofür?
Glättet und entspannt die Stirn

Nun versuche, soweit wie möglich nach unten zu sehen. Ziehe dabei auch ganz bewusst die Augenbrauen nach unten. Wenn die Ohren es schon können, ziehen sie nach hinten dagegen!

Rücken und Hals bleiben lang und gerade. Du kannst die so entstandene Spannung entweder 10 Sekunden halten, oder du kannst die Stirn in 15 Impulsen (also lösen, wieder anspannen, lösen usw.) nach unten ziehen.

Sobald du loslässt, wirst du das Gefühl haben, dass deine Stirn entspannt auseinanderfließt. Genieße kurz die Entspannung und wiederhole das Ganze noch zwei Mal!

Als fortgeschrittene Variante kannst du abwechselnd nach rechts unten und links unten schauen. Wenn du dabei die Augen immer wieder scharf stellst, hast du gleichzeitig eine gute Augenübung!

Wann und wo?
Diese Übung lässt sich eigentlich überall machen. Du musst höchstens damit rechnen, dass jemand fragt, ob du Kopfweh hast.

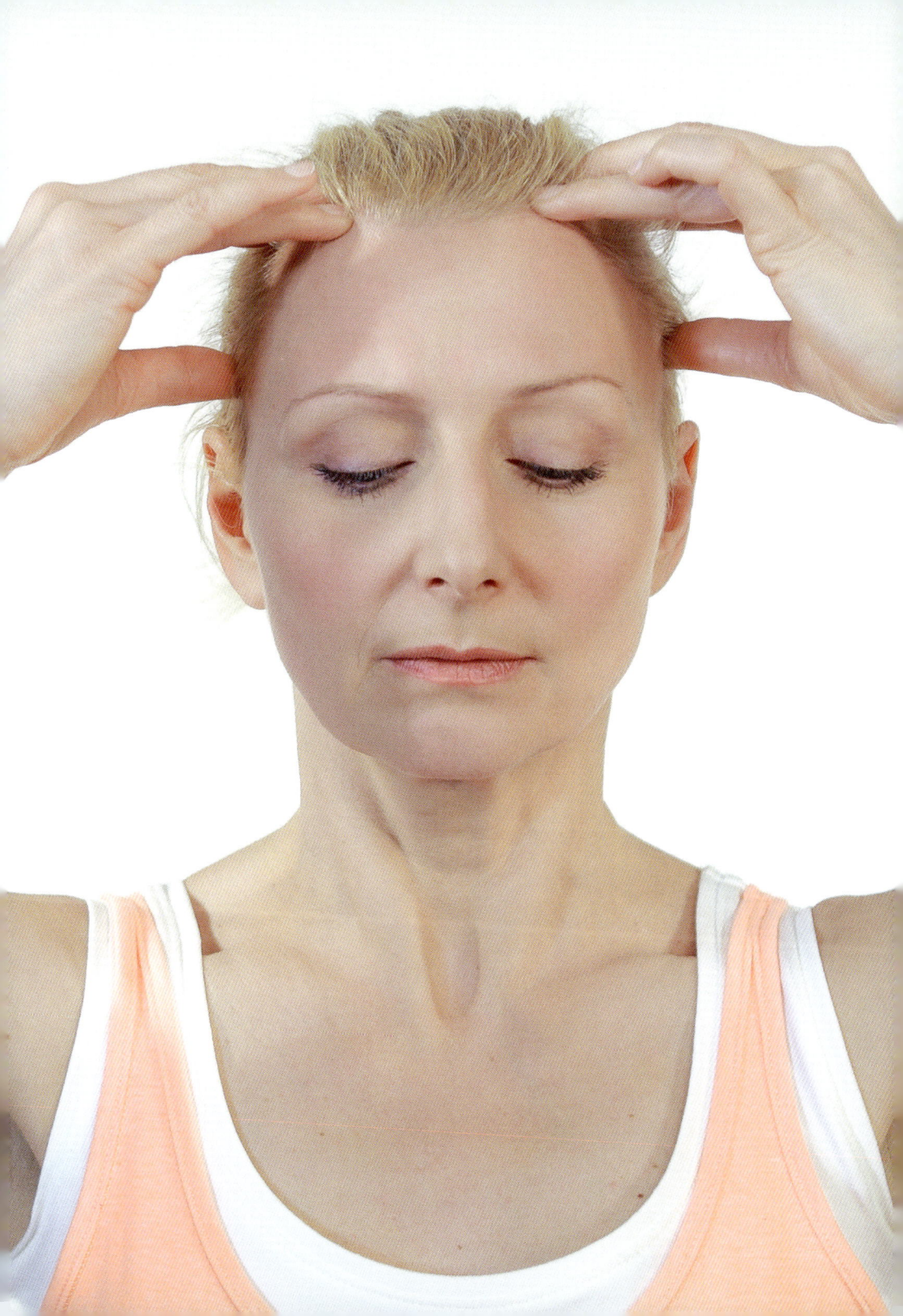

Stirnstraffer Neandertaler

Wofür?
Ebenfalls zur Stirnstraffung und Entspannung

Lege die Zeigefinger beider Hände waagrecht oben an den Haaransatz, die Fingerspitzen berühren sich und die Daumen liegen seitlich am Kopf. Streife jetzt die Stirn mit den Fingern nach unten aus, bis kurz über die Augenbrauen. Damit verhinderst du die waagrechten Stirnfalten. Ziehe jetzt die Mittelfinger mit sanftem Druck ein bisschen auseinander, um die sogenannte Zornesfalte zu verhindern.

Nun spanne die Stirnmuskeln an, als wolltest du erstaunt die Stirn in Falten legen, aber der Druck der Finger verhindert es. Reiße dabei die Augen so weit auf, dass das Weiß über der Pupille sichtbar wird. Und natürlich ziehen auch die Ohren mit nach hinten!

Diese Spannung 10 Sekunden halten, dann locker lassen und mit den Fingern seitlich ausstreichen. Nach kurzer Entspannung das Ganze noch zwei Mal wiederholen!

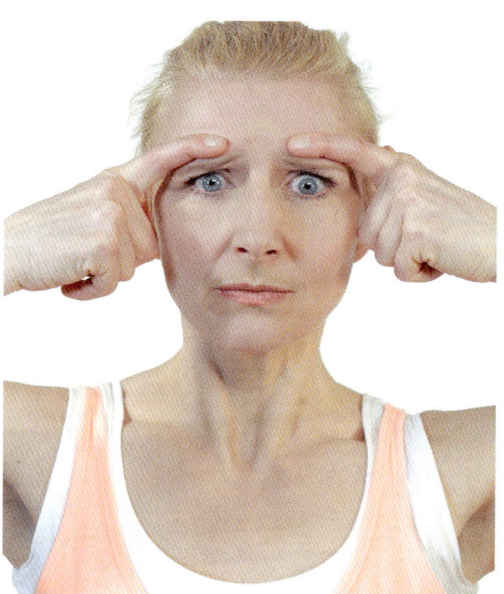

Auch diese Übung kannst du als Impulsübung machen, also *10 Mal anspannen, lösen, anspannen, lösen … . Dann kurz entspannen und noch zwei Mal wiederholen*.

Wann und wo?
Da man bei dieser Übung aussieht wie ein wild glotzender Neandertaler ist sie eher was für einsame Stunden oder abends vor dem Fernscher.

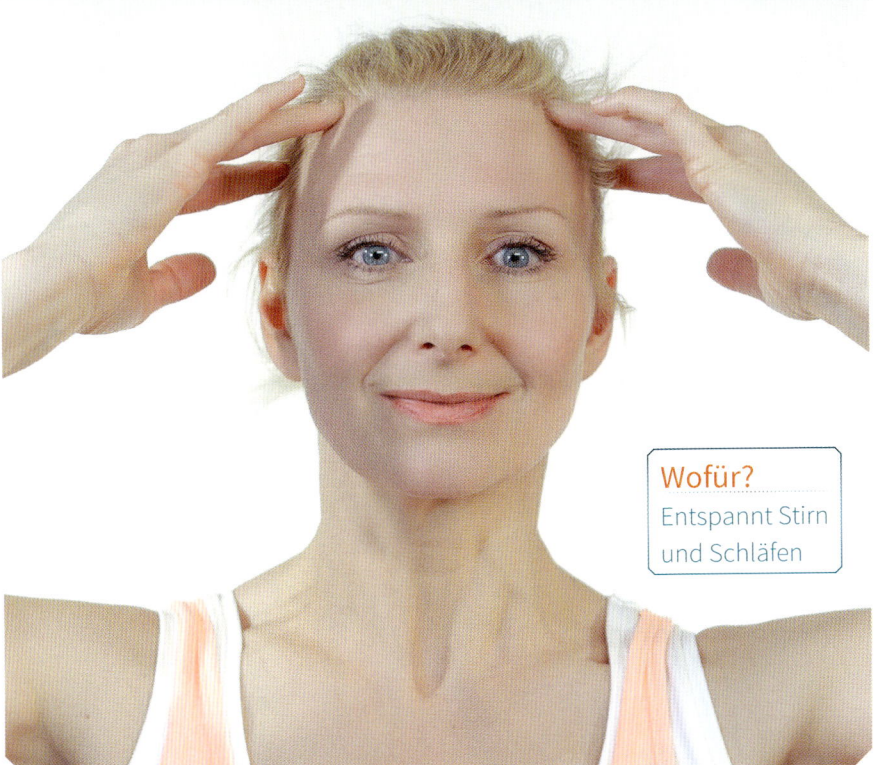

Schläfenanheber

Lege deine drei mittleren Finger seitlich auf den Haaransatz der Schläfen und schiebe deinen Haaransatz ein paar Millimeter in Richtung Kronen-Chakra.

Jetzt ziehe deine Schläfen impulshaft nach vorne und unten dagegen. Lustigerweise sieht das so aus, als würde man die Schläfen mit den Fingern nach oben schieben. Das ist nicht der Fall. Die Muskulatur zieht gegen die durch die Finger gestraffte Haut nach unten.

Und? Bewegen sich auch deine Ohren rauf und runter? Prima! Dann spürst du bestimmt auch die wunderbare Stirnentspannung!

Einmal 20 Impulse.

Wann und wo?

Der Schläfenanheber lässt sich genau wie der Stirnglätter immer und überall zwischendurch machen!

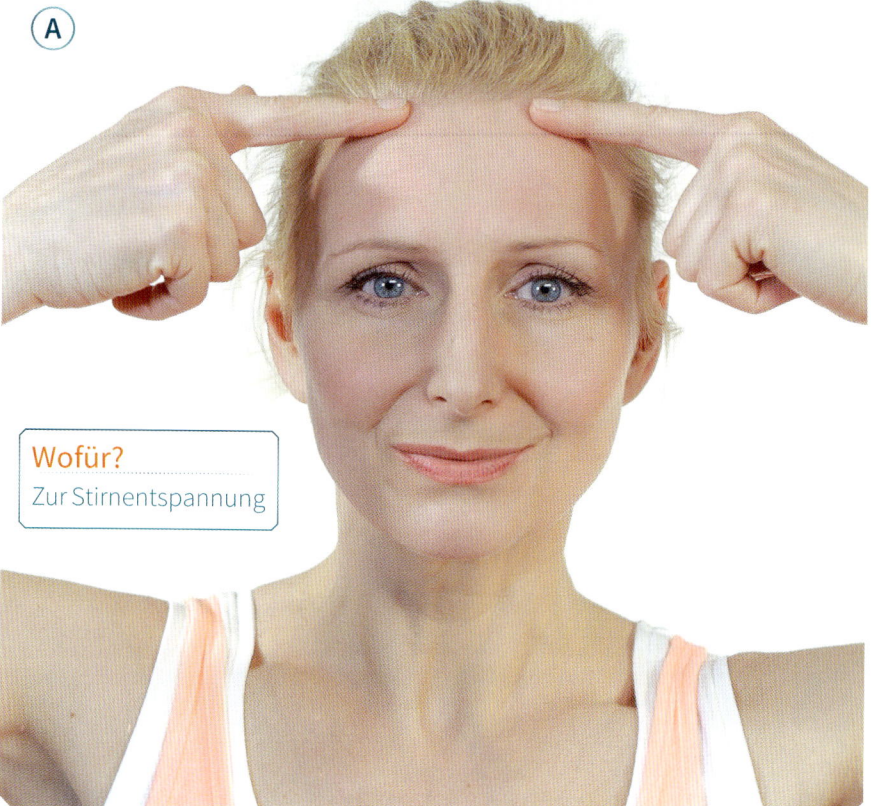

(A)

Wofür?
Zur Stirnentspannung

Stirnmassage

A. Positioniere deine Zeigefinger ungefähr im Abstand deiner Pupillen ganz oben am Haaransatz. Dort spürst du zwei leichte Höcker. Massiere sie mit sanften, kreisenden Bewegungen fünfmal auswärts.

B. Dann rutsche aus dieser Position nach unten bis ungefähr in die Mitte der Stirn. Diese Stellen fühlen sich eher an wie zwei kleine Mulden. Massiere sie mit kleinen, nach außen drehenden Kreisen mit sanftem Druck. Das regt die Durchblutung an und entspannt die gesamte Stirn.

C. (ohne Foto) Lege jeweils die drei mittleren Finger jeder Hand senkrecht in der Stirnmitte so übereinander, dass sich die Fingerkuppen beider Hände berühren. Jetzt streife die Haut mit sanftem Druck nach

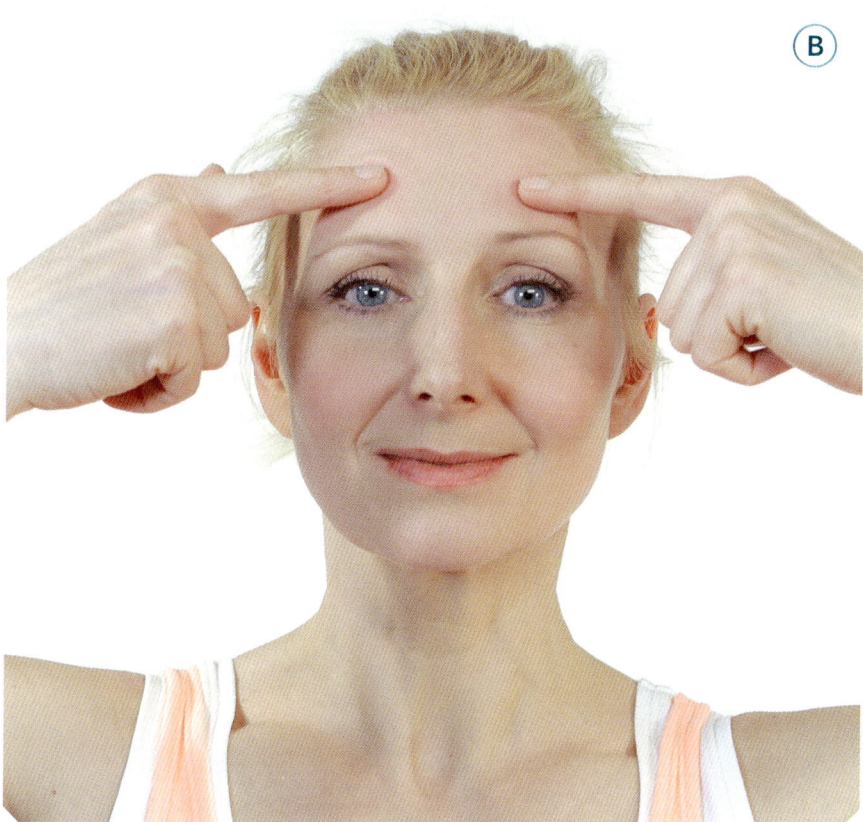

außen zu den Schläfen aus. Wenn du dabei die Ellenbogen ganz weit nach außen führst, die Schulterblätter zueinander ziehst und das Brustbein nach vorne schiebst, hast du eine großartige Entspannung. Das fühlt sich herrlich an, zum Beispiel wenn du zu lange am Schreibtisch gesessen hast.

Wann und wo?
Vorausgesetzt man hat die Hände frei, kann man diese Massagen immer und überall zwischendurch machen.

Zornesfaltenglätter

Lege die Zeigefingerspitzen in die Mitte über jede Augenbraue. Dort spürst du den Augenbrauenrunzler (Musculus corrugator supercilii), der durch den sanftem Druck nach außen stimuliert wird.

Wofür?
Reduziert die Zornes- bzw. Denkerfalte!

Jetzt versuche, die Augenbrauen gegen den Fingerdruck einige Sekunden zusammenzuziehen, als wolltest du ganz ärgerlich schauen. Dann löse die Spannung wieder. Wiederhole dies 10 Mal. Dann streiche den Muskel mit sanftem Druck entlang der Augenbrauen zur Schläfe aus! Genieße kurz die Entspannung und wiederhole das Ganze noch zwei Mal.

Wann und wo?
Wenn du spürst, dass sich vor dem Computer oder beim Lesen deine Brauen kräuseln, dann stimuliere schnell mal zwischendurch diesen Muskel und schon kannst du entspannter weiterlesen.

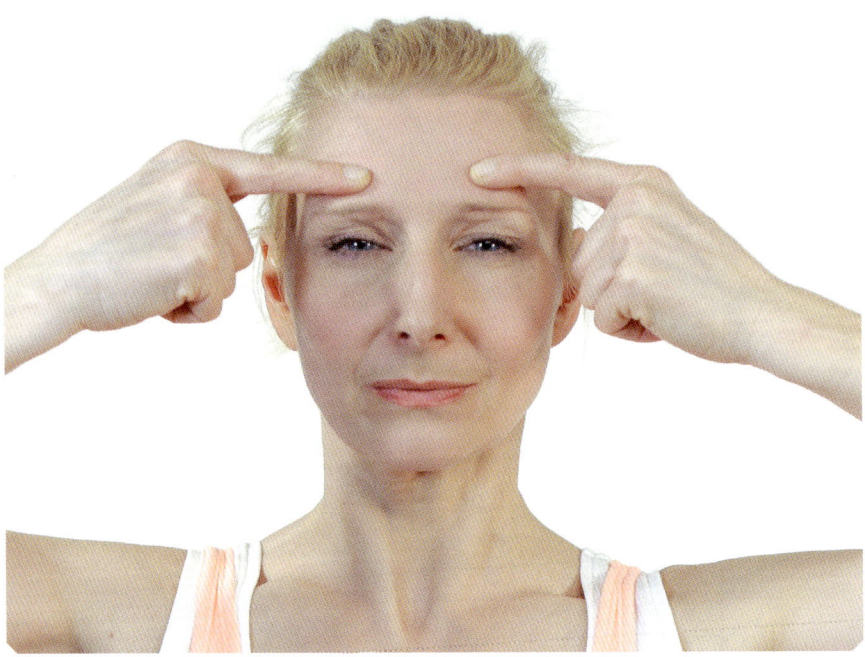

Zornesfalten- und Brauen-Massage

Fasse mit Zeigefinger und Daumen jeweils ganz am Nasenansatz die Augenbrauen und halte sie für ein paar Sekunden gegen das Zusammenziehen der Zornesfalte fest.

> **Wofür?**
> Für Menschen mit schon ausgeprägten bzw. besonders hartnäckigen Vertikalfalten!

Dann streife sanft nach außen aus. Bei mir fließt die Stirn jetzt förmlich auseinander.

10 Mal bzw. so oft, wie es dir guttut!

> **Wann und wo?**
> Tolle Übung, um sie am Computer mal zwischendurch zu machen, aber vielleicht besser nur, wenn du alleine bist, denn man sieht auch bei dieser Übung ein bisschen aus wie ein Neandertaler!

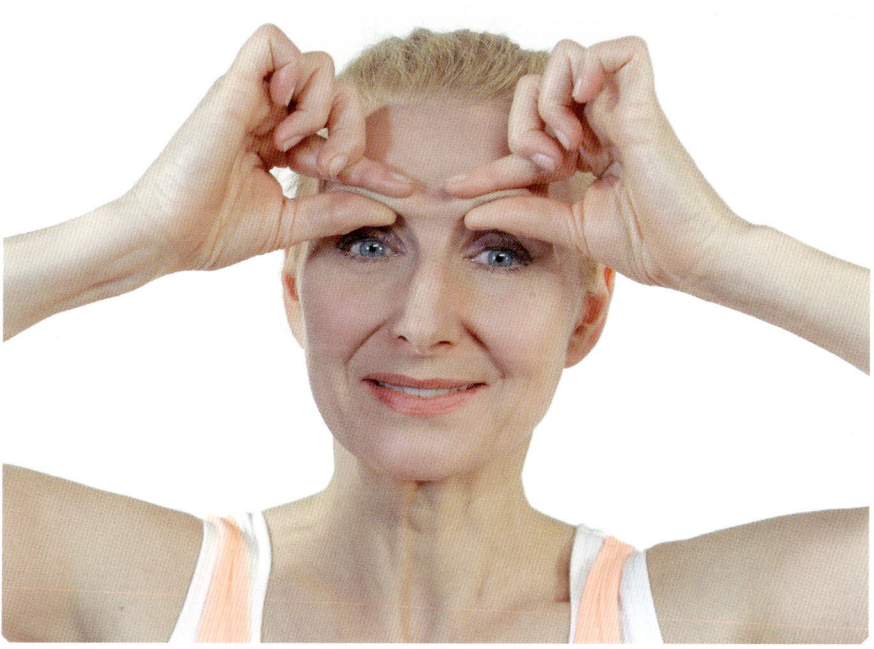

*»Schaust du mich aus deinen Augen
lächelnd wie aus Himmeln an,
fühl' ich's wohl, daß solche Sprache
keine Lippe führen kann.«*

(Joseph Karl Benedikt Freiherr von Eichendorff)

Die Augen

Unsere Augen sind ja bekanntlich das Fenster zur Seele. Wenn wir innerlich glücklich und zufrieden sind, gehen wir lächelnd durch die Welt und die Welt lacht uns zu. So ein echtes Lächeln geht immer mit kleinen Fältchen um die Augen einher, sogar schon in ganz jungen Jahren. Diese Fältchen werden dann im Laufe der Jahre auch dauerhaft sichtbar. Aber sehen diese Zeugnisse eines fröhlichen Lebens nicht eigentlich wunderschön aus?

Was hingegen störend wirken kann, sind Tränensäcke, Krähenfüße und hängende Lider, die durch ein Erschlaffen der Augenringmuskulatur entstehen. Diesen können wir mit ein paar sehr effektiven Fitness-Übungen entgegen wirken. Dafür aktivieren wir vor allem den Augenringmuskel (Musculus orbicularis oculi), der die Augen einfasst. Er sorgt für das Öffnen und Schließen der Augenlider und ist somit auch für das Blinzeln verantwortlich.

Wimpern klimpern

Wofür?

Mit dieser Übung wird der Augenringmuskel gestrafft, Tränensäcke, Fältchen und Krähenfüße werden gemildert und auch die Wangen ziehen sich automatisch mit nach oben.

Lege die Zeigefinger ganz sanft an die Schläfen, etwa einen Finger breit neben die äußeren Augenwinkel, damit sich keine unwillkürlichen Fältchen bilden. Ziehe die Augen bis auf einen ganz schmalen Schlitz zusammen, als wolltest du in weiter Ferne gegen gleißendes Sonnenlicht etwas erkennen.

Die oberen und unteren Liddeckel vibrieren durch die Anspannung des Augenringmuskels gegeneinander und die Wimpern flattern leicht. Es sieht für dich ein bisschen aus, als würde der Film im Kino hängen bleiben. Von außen ist die Klimperbewegung jedoch fast nicht sichtbar.

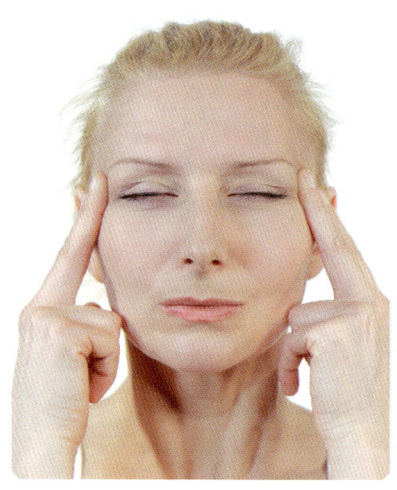

Falls jetzt bei dir im inneren Augenwinkel Falten entstehen, lege einfach auch noch die Mittelfinger zum Glattziehen an die inneren Augenwinkel. Deine Finger machen dann ein großes V. Wenn du die Übung machen kannst, ohne dass sich Augenfältchen bilden, kannst du natürlich auch die Finger weglassen. Sie sind nur dazu da, zusätzliche Falten zu verhindern.

Drei Mal 15 Sekunden halten!

Wann und wo?

Wenn du die Übung so beherrschst, dass sich keine Augenfältchen bilden und du somit die Hände frei hast, kannst du sie beim Telefonieren, am Computer, an der roten Ampel und zu vielen anderen Gelegenheiten durchführen. Aber bitte nicht beim Autofahren, denn das Blickfeld ist doch stark eingeschränkt!

Unterlidstraffer

Wenn du wie ich dazu neigst, die Stirn in Falten zu legen, beginne am besten damit, die Zeigefinger im Bogen über die Brauen zu legen. Die Zeigefingerballen straffen dabei die äußeren Augenwinkel. Du kannst dir vorstellen, deine Hände bilden eine Tauchermaske, die oben dicht abschließt.

Wofür?

Eine wirkungsvolle Übung, um die Tränensäcke zu mildern und auch Krähenfüße verschwinden zu lassen.

Bleibt deine Stirn beim Hochschauen immer schön glatt, ist es ausreichend, wie auf dem Foto und im Video die Zeigefinger in die Augenwinkel zu legen.

Nun schaue so weit nach oben, dass du deine Augenbrauen schon ein bisschen siehst, und versuche, nur mit dem unteren, inneren Augenlid nach oben zu klimpern. Dabei kannst du dich leider nicht im Spiegel anschauen, aber du wirst schnell ein Gefühl für die kleine zarte Bewegung bekommen. Falls du nicht sicher bist, ob sich etwas bewegt, kannst du dich mit deinem Handy filmen oder eine vertraute Person bitten, dir ein kurzes Feedback zu geben.

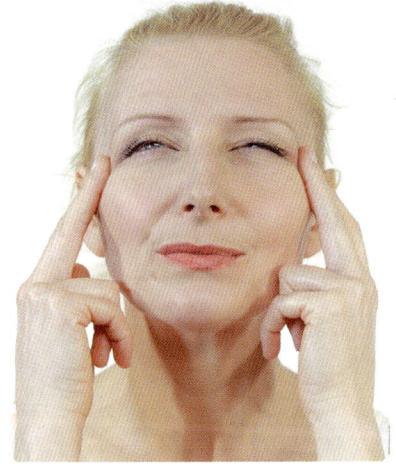

Drei Mal 10 Impulse.

Wann und wo?

Ich trainiere meine Unterlider gerne morgens oder abends nach dem Zähneputzen, einfach damit es einen festen Platz im Tagesablauf hat!

Augen-Uhr

Lege die Zeigefinger wieder als Knitterschutz über die Augenbrauen.

Jetzt reiße die Augen fünf Mal ganz weit auf.

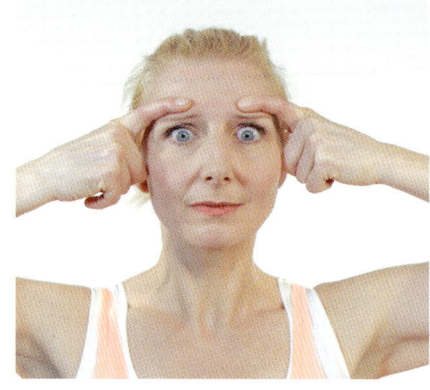

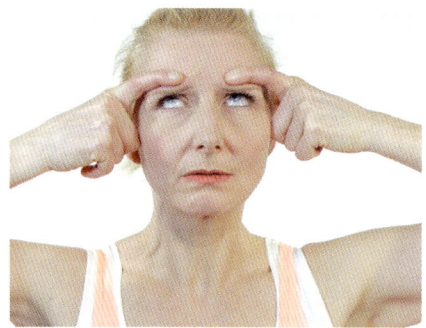

Blicke dann drei Sekunden so weit wie möglich nach oben.

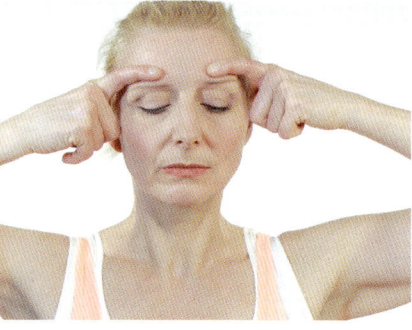

Danach drei Sekunden so weit wie möglich nach unten.

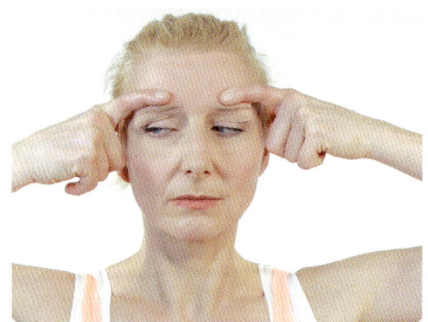

Dann jeweils drei Sekunden ganz nach rechts

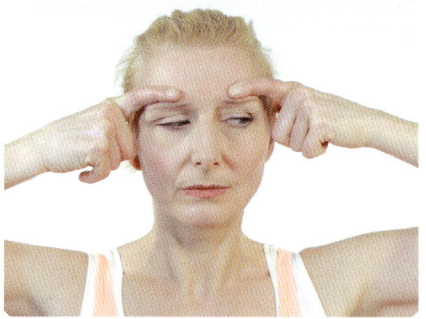

und drei Sekunden ganz nach links schauen.

Das Ganze nun auch noch drei Mal wiederholen.

Nun stell dir vor, deine Nase sei der Mittelpunkt eines Zifferblattes.

Schaue nun nacheinander alle Ziffern an, und zwar drei Mal im und drei Mal gegen den Uhrzeigersinn.

Vorsicht: Empfindlichen Menschen kann dabei leicht schwindlig werden.

Wofür?

Diese Übung dehnt alle Augenbänder und trainiert die innere und äußere Augenmuskulatur. Damit entspannt sich auch die Stirnmuskulatur! Sie macht die Augen wach und als schöne Nebenwirkung kann sie sogar zur Verbesserung der Sehfähigkeit beitragen.

Wann und wo?

Naja, auch hierbei sieht man nicht ganz so toll aus und will vielleicht eher unbeobachtet sein. Dennoch ist es eine sehr gute Pausenübung für Menschen, die am Computer arbeiten! Wenn du mit anderen Menschen zusammenarbeitest, kannst du die Kollegen ja einfach mit einbeziehen!

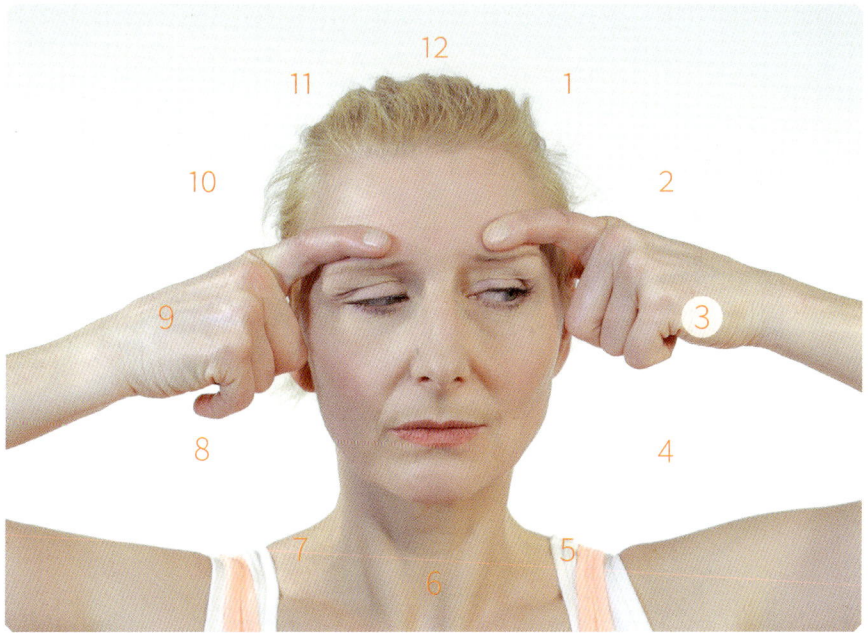

»Die Natur gibt uns das Gesicht, das wir mit 20 haben. Das Leben formt das Gesicht, das wir mit 30 haben. Aber das Gesicht, das wir mit 50 haben, müssen wir uns selbst verdienen!«

(Coco Chanel)

Die Wangen

Ich vermute, du bist schon zu einer ähnlichen Erkenntnis gelangt wie Coco Chanel (und übrigens auch Albert Schweitzer, der etwas ganz Ähnliches gesagt hat), denn sonst hättest du wahrscheinlich nicht dieses Buch in der Hand. Auch wenn diese beiden sich mit ihren Aussagen wohl nicht auf Gesichtsmuskeltraining bezogen haben, können wir doch mit einer fitten Gesichtsmuskulatur und einer gesunden Haut enorm zu unserer Ausstrahlung beitragen. Zum Beispiel mit den folgenden Übungen, die das ganze Gesicht und insbesondere die Wangen straffen. Denn gerade das Erschlaffen der Wangenmuskulatur lässt unser Gesicht älter und matt wirken.

Unser Ansatzpunkt ist dabei der große und kleine Jochbeinmuskel (Musculus zygomaticus major und minor). Damit heben wir beim Lächeln die Wangen.

Die zahnlose Hexe

Lege die Zeigefinger neben die äußeren Augenwinkel. Sie halten wieder sanft dagegen, um während der Übung Fältchen zu vermeiden.

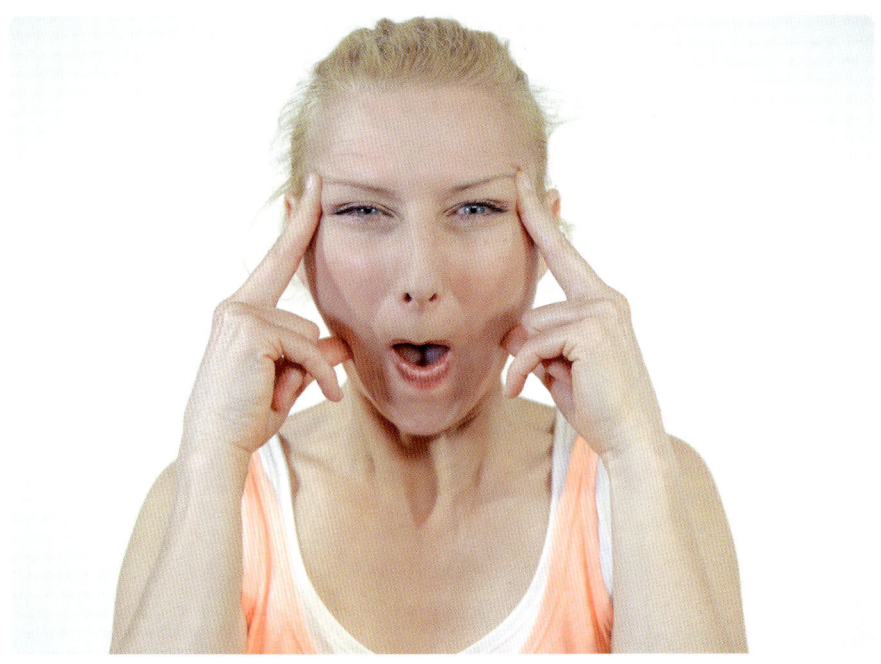

Die Mittelfinger legen sich waagrecht ganz, ganz leicht oben auf die Wangen, wobei die Fingerkuppen an der Nasenseite liegen, etwa einen Finger breit unter dem Augenwinkel. Später, wenn du diese Übung beherrschst, kannst du die Mittelfinger auch weglassen (siehe Foto).

Sie dienen am Anfang nur zum Erspüren der Muskeln, die bewegt werden sollen.

Wofür?

Diese Übung stärkt die Wangenmuskulatur und glättet ganz nebenbei auch noch die Nasolabialfalte, die von den Nasenflügeln zu den Mundwinkeln verläuft. Auch der Augenringmuskel wird mittrainiert. Und sofort sieht man frischer aus!

Öffne den Mund zu einem großen »O«. Ziehe dabei die Lippen über die Zähne und die Mundwinkel so weit wie möglich nach innen.

Die Daumen straffen sanft die Haut über dem Kiefer.

Jetzt versuche mit Hilfe des Nasenheber- und kleinen Jochbeinmuskels die Mittelfinger nach oben zum Auge zu schieben und sage dabei »Oh, Oh, Oh ....«. Auch der Nasenwurzelmuskel spannt sich dabei sichtlich an.

Drei Sätze à 10 Impulse! Nach dieser Übung solltest du deutlich deine Wangenmuskulatur spüren!

Variante: Lachende zahnlose Hexe

Wie oben, aber lass die Mittelfinger weg und versuche nun gleichzeitig, trotz O-Stellung des Mundes, völlig übertrieben zu lächeln, während du die Bäckchen hochschiebst! Hier gibt es kein gesondertes Foto, da es fast gleich aussieht, aber du wirst sofort spüren, dass dabei noch mehr Wangenmuskeln aktiviert werden.

Drei Sätze à 10 Impulse!

Wann und wo?
Öffentlichkeitstauglich ist diese Übung definitiv nicht! Ich hebe sie mir für Momente auf, in denen ich alleine bin, denn das Ganze sieht furchterregend aus. Also bitte auch nicht an der roten Ampel üben, du könntest sonst Verkehrsunfälle verursachen!

»Singe und lache und lasse dir von nichts und niemandem auf der Nase herumtanzen!«

Die Nase

Immer der Nase nach, ist oft ein gutes Motto, um neue Wege zu beschreiten. Als ich jedoch auf einem sogenannten Abstecher, also einem Theater-Auswärtsspiel, vor vielen Jahren immer der Nase nach, im unbekannten Dunkel der Hinterbühne gegen einen Balken lief, endete die Vorstellung abrupt mit einem lauten Schrei und meiner der Länge nach aufgeplatzten Nase. Die tröstenden Kollegen meinten damals im Krankenhaus, die Unfallversicherung des Theaters würde bestimmt die Nasenverkleinerung gleich mit bezahlen! Tja, so sind sie die Schauspieler, immer zum Improvisieren bereit! Ich habe tatsächlich kurz mit dem Gedanken gespielt, aber dann wurde mir klar, wie falsch es wäre, mir irgendeine fremde Nase ins Gesicht operieren zu lassen. Ich wollte doch lieber ich bleiben und nicht aussehen wie irgendjemand, der irgendwie entfernt mit mir Ähnlichkeit hat!

Es ging alles gut aus. Die Wunde heilte prima und die Narbe ist irgendwann vollständig verschwunden. Nur das Publikum hat an jenem Abend leider nicht mehr das Ende des Stückes erlebt!

Heute stehe ich zu meiner Nase und glaube, dass fast jeder eine schöne und zu seinem Gesicht passende Nase hat.

Ein kleines Muskeltraining kann jedoch auch der Nasenmuskulatur nicht schaden. Der Nasen- und Oberlippenhebemuskel (Musculus levator labii superioris alaeque nasi) hebt die Nasenflügel und zieht die Oberlippe nach oben. Der Nasenrückenmuskel (Pars transversa musculi nasalis) weitet und verengt die Nasenlöcher.

Häschen-Übung

Falls dir deine Nase zu breit oder zu lang erscheint, kannst du mit einem deiner Zeigefinger mittig von unten gegen den Nasensteg drücken. Da-

bei schiebst du die Nase ein klein wenig hoch. Versuche, dabei den Nasen- und Oberlippenhebermuskel mit nach oben zu ziehen. Nun drückst du mit der Nasenspitze den Finger nach unten weg.

Dann zieht der Nasen- und Oberlippenhebermuskel die Nase wieder hoch und der Nasenrückenmuskel drückt sie wieder gegen den Finger runter. Das wirkt dann ein bisschen wie ein schnüffelndes Häschen.

Falls bei dir neben der Nase Falten entstehen, lege die Finger neben die Nasolabialfalte bis zum inneren Augenwinkel und ziehe die Falten sanft weg. In diesem Fall kannst du die Schnüffelbewegung auch ohne den Finger unter dem Nasensteg machen.

Zwei Mal 20 Schnüffler.

Wann und wo?
Leider ist diese Übung weniger hübsch anzusehen als es der Name vermuten lässt. Ich empfehle, auch diese nur alleine zu machen. Wann immer du sie brauchst und eine Hand frei hast.

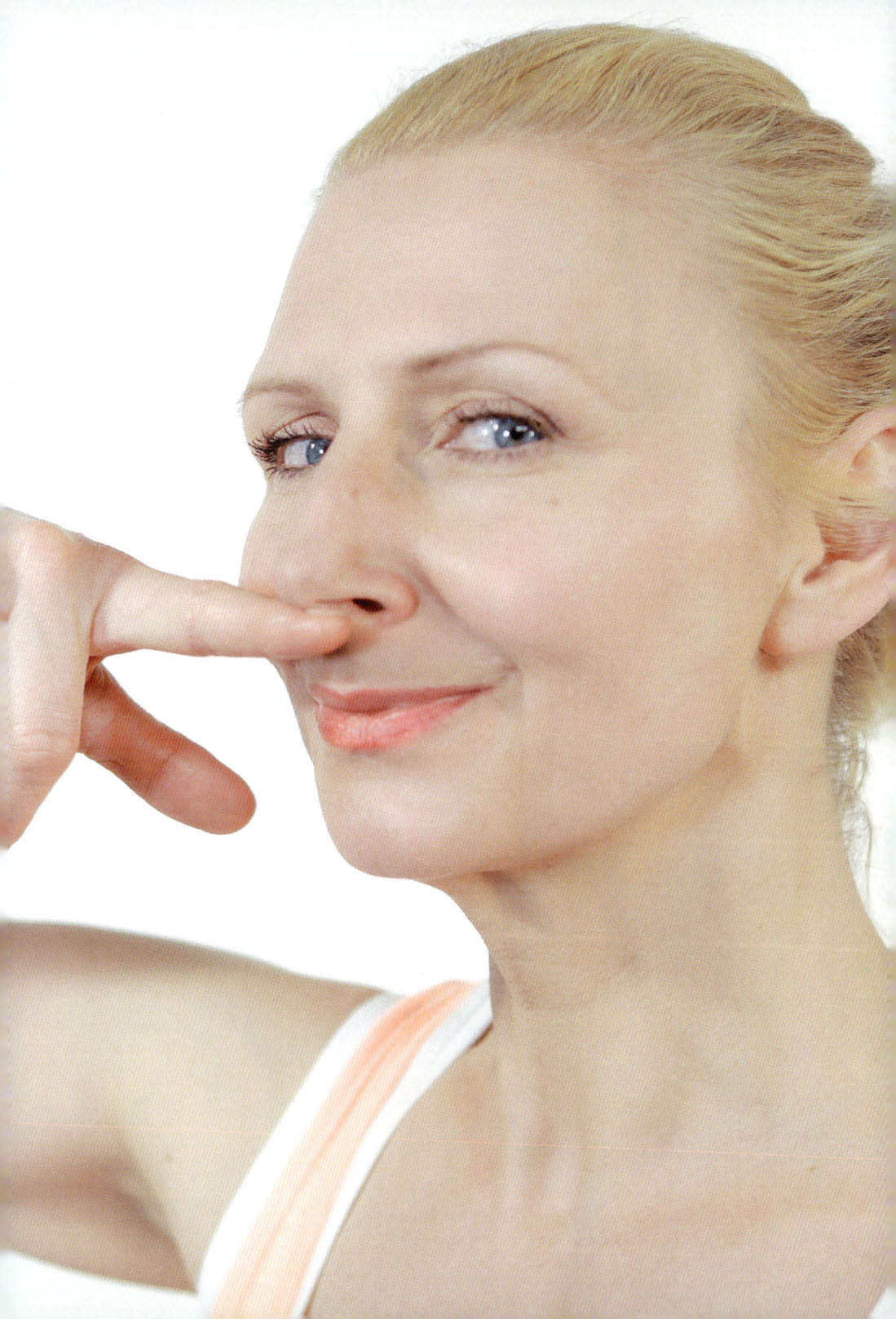

»Lächle. Es ist das zweitbeste,
was du mit deinen Lippen tun kannst.«

(unbekannter Autor)

Der Mund

Der Mund verrät viel über unsere innere Einstellung. Mit den Jahren sieht man ihm deutlich an, ob wir viel lachen oder eher traurig sind. Letztendlich ist das natürlich eine Frage der Lebenseinstellung. Aber es gibt auch einfach Angewohnheiten, die unseren Mund unschön aussehen lassen. So habe ich mich irgendwann dabei ertappt, dass ich bei starker Konzentration dazu neige, den Mund zu spitzen und damit vermeidbare kleine Senkrechtfältchen zu produzieren. Lachfältchen dagegen finde ich absolut charmant und nehme sie gerne in Kauf.

Eine Frau aus einem meiner Workshops klagte über ihre stark hängenden Mundwinkel. Sie war durch ihren Job als Anwältin häufig mit sehr schwierigen Situationen konfrontiert. Vielleicht hatte sie ihren leicht sarkastischen Humor entwickelt, um mit dieser Belastung umzugehen. Jedenfalls waren ihre durchaus witzigen Sprüche häufig mit einem Herabziehen der Mundwinkel und damit der Erschlaffung der gesamten Kinnlinie verbunden. Durch das Gesichtsmuskeltraining straffte sich nicht nur ihre Mund- und Kinnpartie wieder, sie fing auch an, sich ihrer Mimik bewusster zu werden, wie sie mir nach ein paar Wochen in einem begeisterten Brief schrieb.

Die Übungen für den Mundringmuskel (Musculus orbicularis orsi) straffen und entspannen jedoch nicht nur den Bereich um den Mund, sondern sorgen auch für vollere, glatte Lippen, und das ganz ohne jeden Eingriff. In meinem Kabarettprogramm kriegt der Modetrend, um jeden Preis volle Lippen zu haben, natürlich auch sein Fett weg, wenn es da unter anderem heißt: *»Warum lassen sich manche Frauen die Lippen aufspritzen? Mag sein dass sich meine Einstellung mit dem Älterwerden noch ändert, aber im Augenblick möchte ich noch nicht aus der Schnabeltasse trinken müssen!«*

Korkenpresse

Nimm den unteren Teil eines Sektkorkens zwischen die Lippen und presse diese dann fest um den Korken. Straffe die Oberlippe noch ein bisschen, indem du die Zeigefinger auf die Nasolabialfalte legst und die Haut ganz sanft nach außen und oben ziehst.

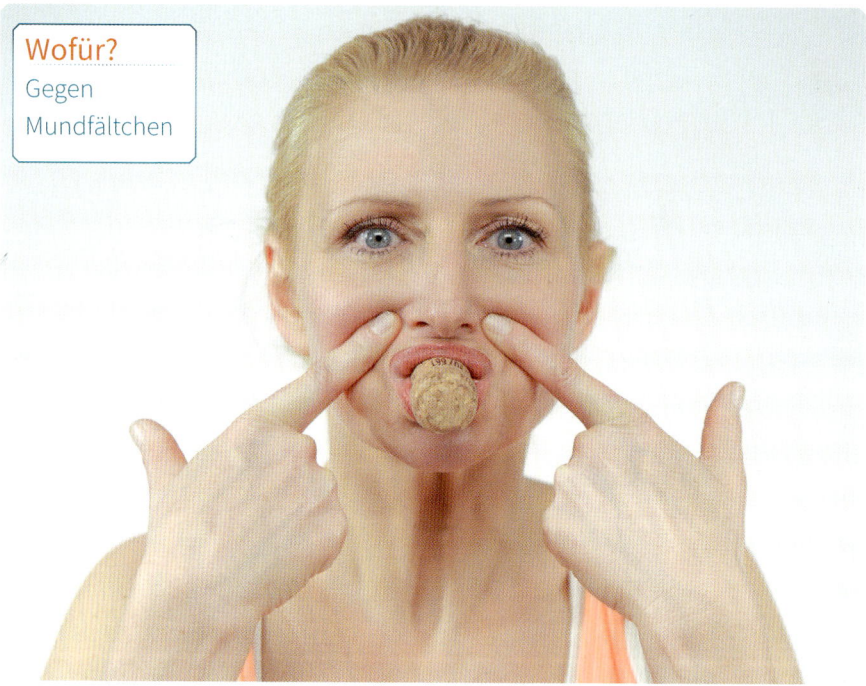

Wofür?
Gegen
Mundfältchen

Halte diese Spannung 10 Sekunden lang. Drei Mal wiederholen.

Wann und wo?

Vom Üben in der Öffentlichkeit würde ich abraten. Abgesehen davon, dass du vielleicht nicht immer einen Sektkorken mit dir führst, könnten auch dich beobachtende Personen vermuten, du hättest soeben die dazu gehörige Flasche geleert. Also vielleicht doch besser abends alleine üben.

Querflötistin

Ziehe den geschlossenen Mund ganz breit. Straffe dabei mit den Mittel- und Zeigefingern rechts und links sanft die Mundwinkel-Fältchen. Nun presse die Lippen fest aufeinander und blase einen feinen Luftstrahl durch die Mitte, als wolltest du Querflöte spielen oder auf einem Flaschenhals flöten.

Wofür?

Für glatte, vollere Lippen und für einen schönen Hals

Diese Übung eignet sich hervorragend, um die feinen Linien über der Oberlippe zu glätten. Durch den Druck auf die Lippen werden diese auch wunderbar durchblutet. So wirken sie sofort ein bisschen voller und werden schön rosig. Auch der Mundwinkelsenker (Musculus depressor anguli oris) und der große Halshautmuskel (Platysma) werden mittrainiert.

Drei Mal 10 Sekunden.

Wann und wo?

Die Mundstellung ist ja noch halbwegs passabel, aber der Hals sieht leider aus wie bei einer Kragenechse und somit ist das doch eine gute Übung für das Musikhören oder auch vor dem Fernseher! (Ich möchte hier niemanden zum übermäßigen Fernsehkonsum anregen, nur wenn man schon schaut, dann finde ich, kann man so kleine Übungen gut nebenbei einfließen lassen.)

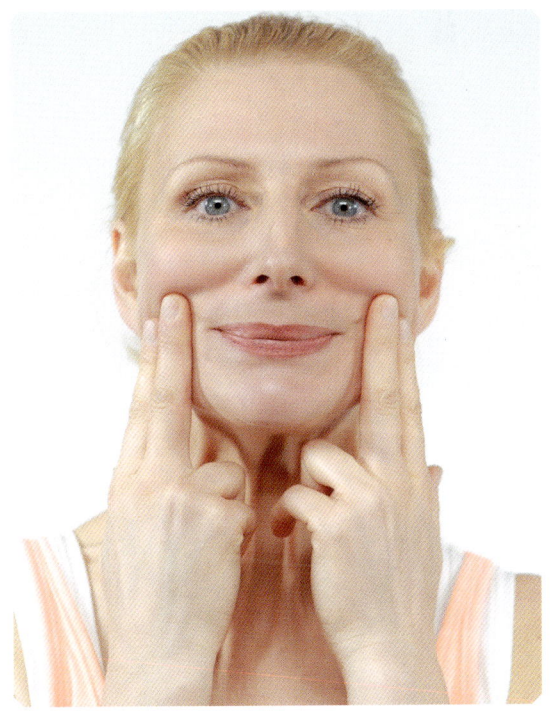

Mundexpander

Hake die kleinen Finger in beide Mundwinkel ein und dehne den Mund etwas. Der Mund zieht sich gegen diesen Widerstand zusammen. Dabei sollte die Oberlippe nach unten ziehen. Auch damit eliminieren wir die senkrechten Lippenfältchen. Damit keine zusätzlichen Fältchen entstehen, platziere Ring-, Mittel- und Zeigeknöchel entlang des großen Jochbeinmuskels in Richtung vorderer Ohrmuskel. Und natürlich sollen die Ohren auch mal wieder nach hinten ziehen!

> **Wofür?**
> Gegen Mundfältchen

Drei Sätze à 15 Impulse!

(Für diese Übung gibt es inzwischen im asiatischen Raum spezielle Trainingsexpander, die aber meiner Meinung nach völlig überflüssig sind.)

> **Wann und wo?**
> Auch diese Übung mache ich am liebsten alleine zu Hause auf der Couch!

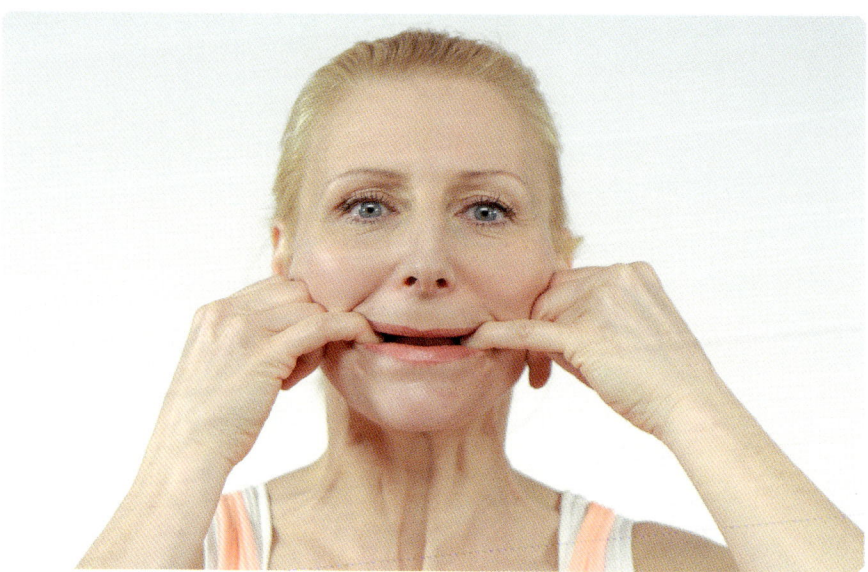

Luftpfeife

Lege die Zeigefinger rechts und links neben die Nasenflügel, sodass sie parallel zur Oberlippe einen leichten Halbbogen bilden. Die Fingerspitzen liegen direkt an den Nasenflügeln, um die Haut nach oben zu spannen. Die Fingerknöchel zeigen nach außen. Die Wangen werden dabei leicht nach oben geschoben. Schürze die Lippen gegen diese Spannung nach vorne und atme leicht pfeifend aus.

Wofür?

Kräftigt den Mundringmuskel und macht die Lippen voller

Drei Mal 10 Impulse!

Wann und wo?

Anstatt zu pfeifen, kannst du dir natürlich auch laut die Zeitung oder ein Buch vorlesen oder auch singen! Ich habe zum Beispiel oft meinem Sohn in dieser Haltung Schlaflieder vorgesungen. All das trainiert genauso den Mundringmuskel.

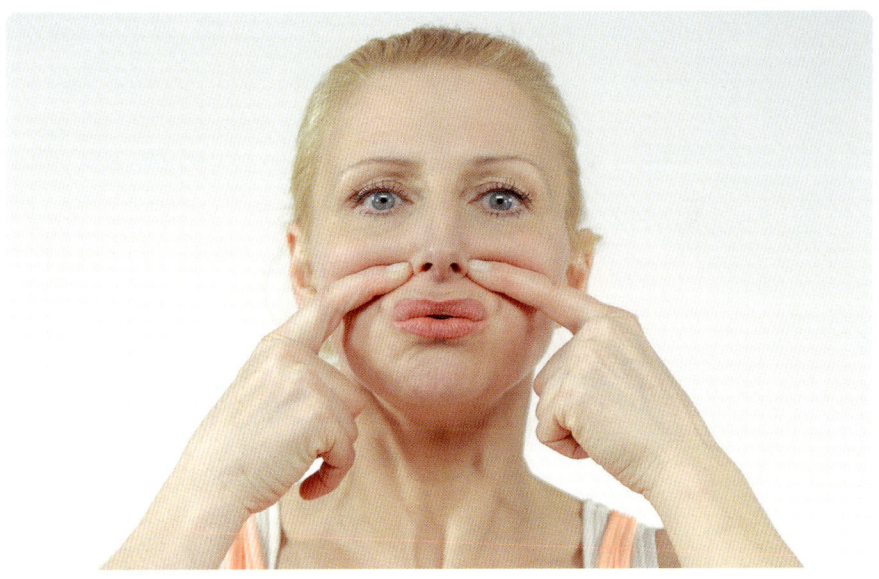

Korkenzieher

Nimm das untere Ende deines Sektkorkens in den Mund. Sauge die Lippen daran fest und ziehe mit den Fingern am Korken.

Die Lippen versuchen, den Korken festzuhalten, bis der Zug stärker ist und der Korken mit einem Plopp herausflutscht!

So wird der Mundringmuskel zur Höchstleistung gebracht.

Drei Mal ungefähr 5 Sekunden.

> ### Wann und wo?
> Die meisten Menschen werden diese Übung wohl eher allein zu Hause machen wollen. Schauspieler wie ich haben da sowieso andere Maßstäbe. Wie viele Stunden sind wir nicht schon in der Sprechausbildung mit Korken im Mund rumgerannt, weil eine kräftig trainierte Mundmuskulatur auch der Artikulation zugute kommt.

Übrigens: Falls du dich für diese Artikulationsübung interessierst und du sie ausprobieren willst, wähle besser einen normalen Weinkorken. Nimm ihn an einem Ende locker zwischen die Zähne, sodass der größte Teil aus dem Mund heraus steht. Jetzt versuche so deutlich wie möglich zu sprechen, wobei die Zunge natürlich immer vorne am Korken anstößt und somit eine durchaus amüsante Lispelei entsteht. Du wirst sehen, wie ein großer Teil deiner Mund- und Wangenmuskulatur dabei sehr aktiv ist. Wenn du also einen Vortrag halten willst oder allgemein viel sprechen musst, kannst du mit dieser Übung deine Artikulation schnell verbessern und geschmeidig machen. Achte dabei darauf, dass der Kiefer locker bleibt, evtl. durch die Übung »Kieferlockern«!

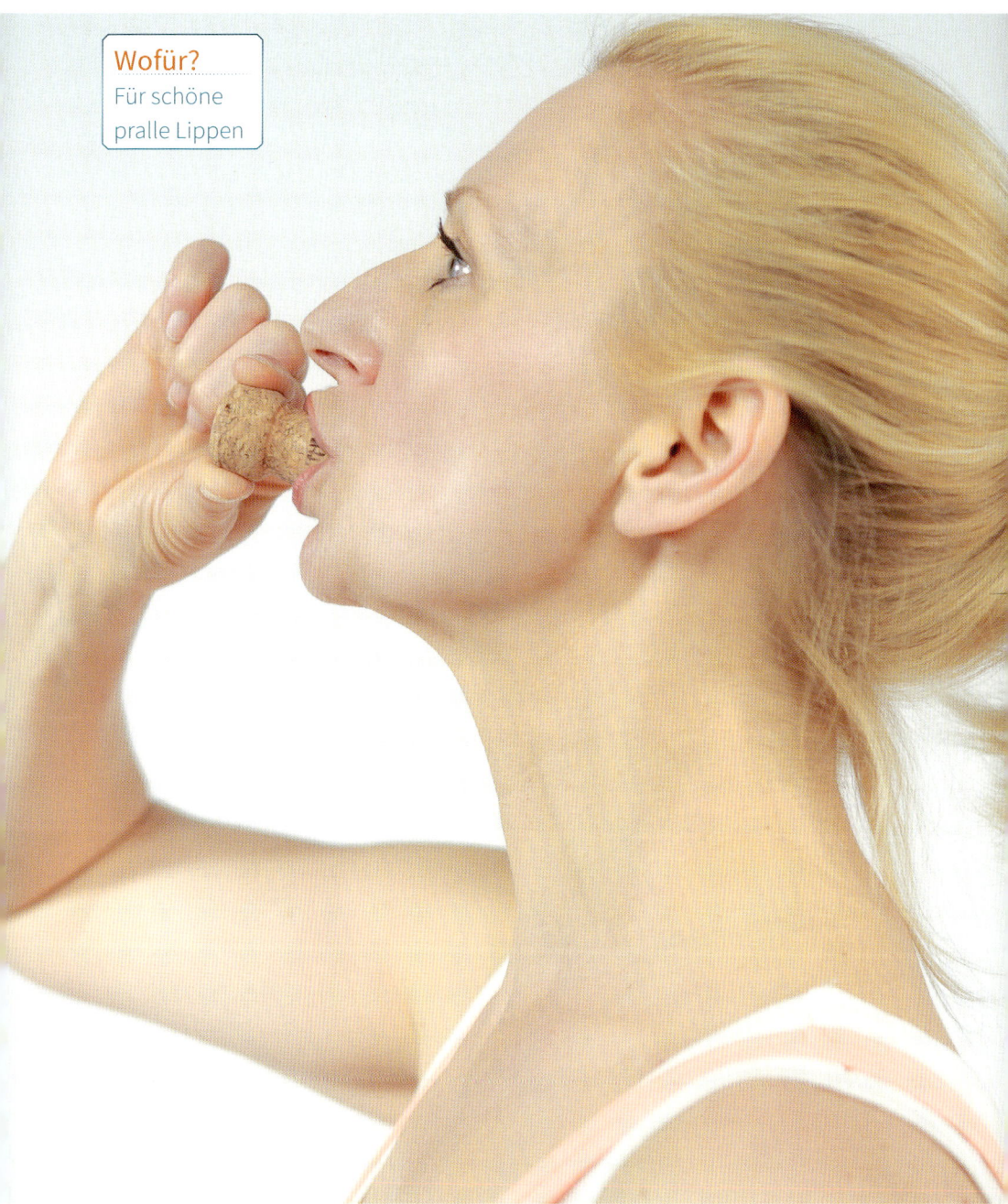

Wofür?
Für schöne
pralle Lippen

Küssende Comic-Ente

Deine Finger liegen wieder in der Nasolabialfalte wie bei der Luftpfeife.

Wofür?
Stärkt die Oberlippe

Schiebe nun die Ober- und Unterlippe so stark nach vorne und oben, als wolltest du einen Stift zwischen Nase und Oberlippe festhalten. Dabei kommt automatisch der Unterkiefer etwas nach vorne. Ziehe den Mund gleichzeitig noch etwas in die Breite und den Oberlippenheber nach oben. Falls Falten entstehen, nutze die Finger, um sie zu glätten. Das sich in dieser Stellung runzelnde Kinn ist kein Problem, denn der darunter liegende Kinnmuskel wird so gefestigt.

Jetzt gib mit diesem »Entenschnabel« Küsschen. Dabei öffnet sich der Mund leicht und die Spannung löst sich. Bau die Entenschnabel-Spannung wieder auf und küsse erneut. Spürst du, wie die Oberlippe anschwillt?

Drei Mal 10 Entenküsschen!

Wann und wo?
Ich amüsiere mich gerne alleine im Bad vor dem Spiegel mit dieser Übung. Sie sieht nämlich sehr komisch aus. Man macht dabei deutlich hörbare Schmatzgeräusche und ich finde, es hebt die Laune, sich selbst morgens schon im Spiegel »anzuschnäbeln«!

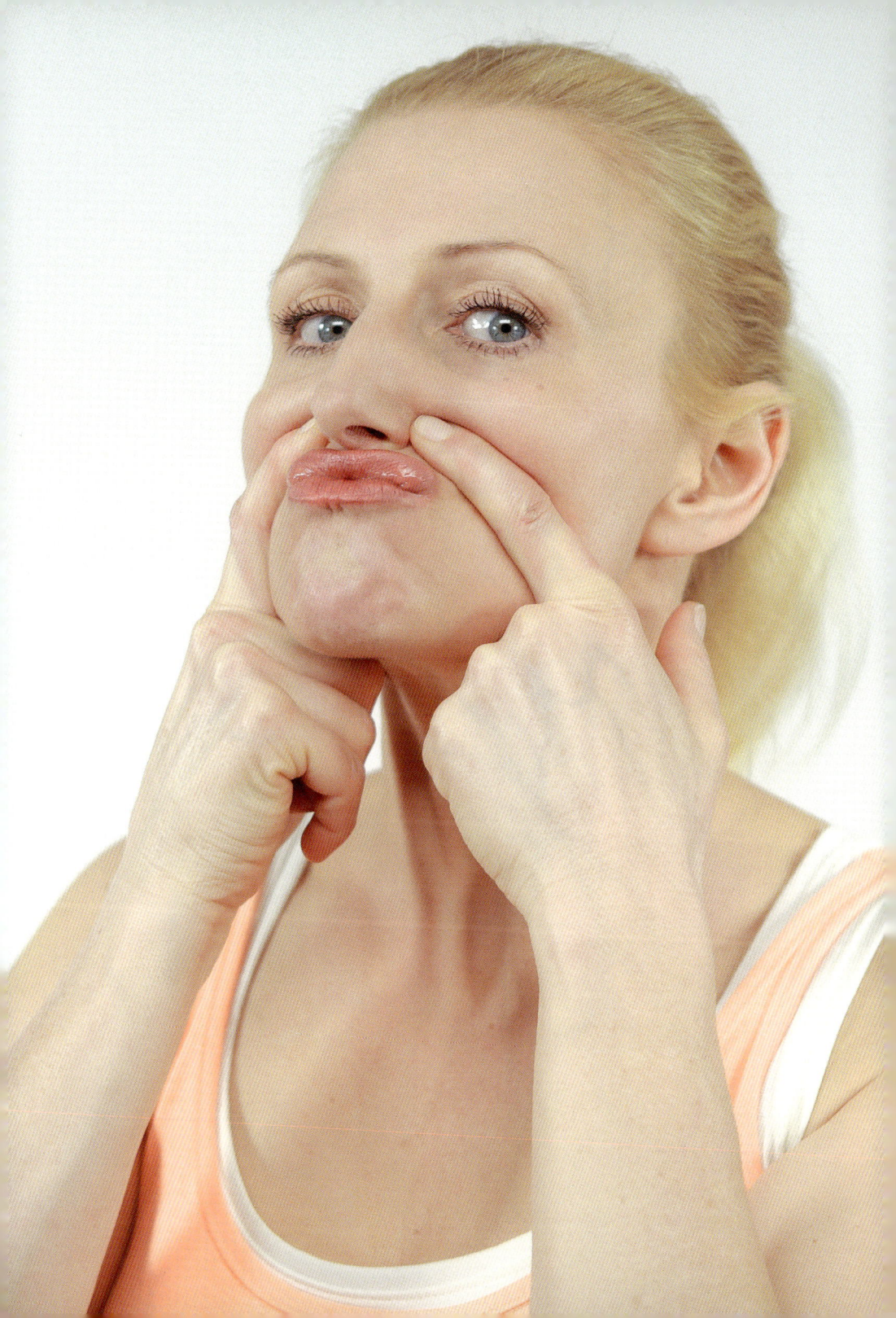

»Kopf hoch! Sonst fällt die Krone runter!«

Das Kinn

Sind wir stolz und selbstbewusst, gehen wir mit hocherhobenem Kinn durchs Leben, egal ob uns die Natur mit einem kräftigen oder schwachen, spitzen oder runden Kinn ausgestattet hat. In der Werbung präsentieren männliche Models gerne ein markantes Kinn, um erfolgreich und potent zu wirken. Bei Frauen wird ein durchsetzungsstarkes Kinn jedoch nicht so gerne gesehen.

Heben wir das Kinn zu sehr an, erweckt es leicht den Eindruck von Arroganz und Überheblichkeit. Senken wir es hingegen zu tief, erscheinen wir unterwürfig und devot.

Doch bei jedem Kinn-Typ wird im Laufe der Jahre die Kinnlinie schwammiger und bei vielen entsteht allmählich der Ansatz zu einem Doppelkinn. Selbstverständlich hat das auch was mit dem Gewicht zu tun. Schon ein paar Pfunde zu viel polstern zwar das Gesicht etwas auf, aber hängen auch schnell unterm Kinn. Doch auch bei schlanken Leuten folgt die Haut unterm Kinn zunehmend der Schwerkraft.

Um dem entgegenzuarbeiten, gilt es zum einen wie im nächsten Kapitel beschrieben, auf unsere Haltung zu achten. Und zum anderen können wir ganz gezielt die Muskulatur dieses Bereichs durch die folgenden Übungen stärken.

Dazu aktivieren wir als Erstes unseren Unterkiefer-Zungenbein-Muskel (Musculus mylohyoideus).

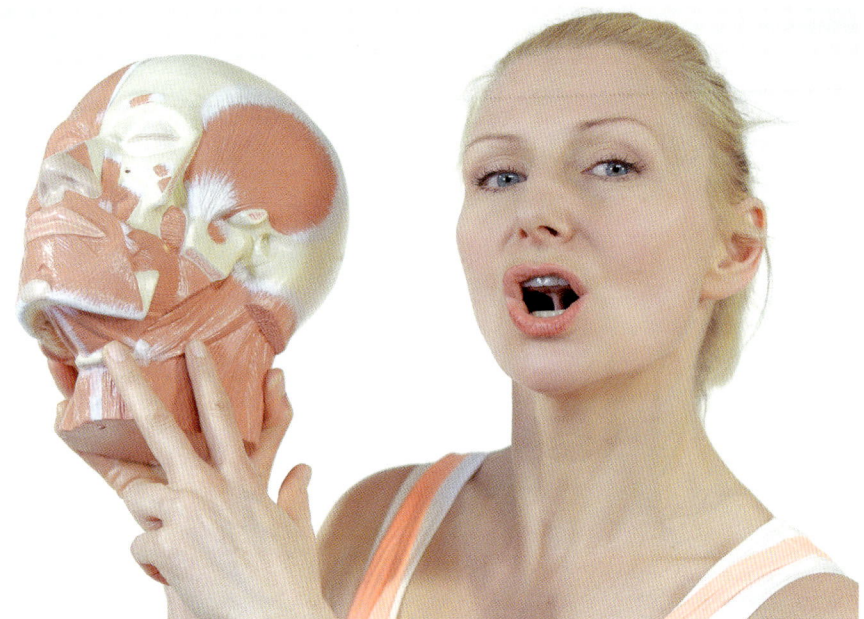

Karpfen

Sauge die Zunge am oberen Gaumen fest, als wolltest du mit der Zunge schnalzen. Öffne dann mit leicht vorgeschobenem Unterkiefer wie ein Karpfen den Mund zu einem stummen »Oh«. Dabei dehnt sich das Zungenband, durch das die Zunge mit dem Mundboden verbunden ist. Auf dem Foto sieht man es deutlich in meinem Mund. Mein Zungenband ist ziemlich lang, bei den meisten Menschen ist es wesentlich kürzer. Die Länge spielt jedoch keine Rolle, wichtig ist nur, den im Mundboden liegenden Zungenbeinmuskel zu trainieren. Das Zungenbein liegt im Winkel zwischen Unterkiefer und Hals (siehe Muskelkopf) und ist der einzige Knochen, der nicht mit dem restlichen Skelett verbunden ist, sondern nur an Muskeln und Bändern hängt. Dementsprechend müssen wir diese Region besonders gut gegen die Schwerkraft verteidigen!

Die Zeige- und Mittelfinger liegen auf dem oberen Ohrmuskel und straffen die Ohren nach oben. Siehst und spürst du den Widerstand der

> **Wofür?**
> Gegen das Doppelkinn

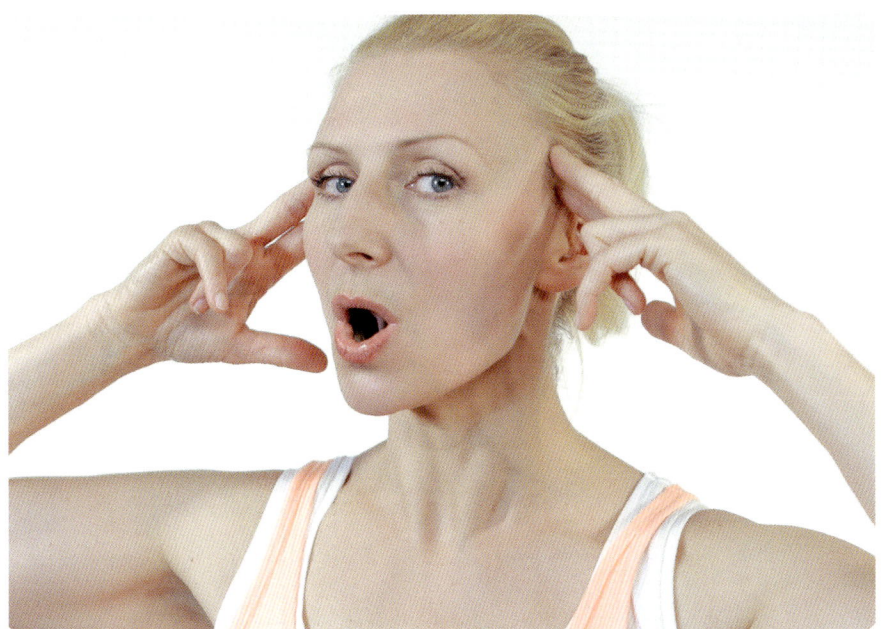

Zungenbeinmuskeln, welche die Partie unter dem Kinn straffen? Aber auch die beiden Griffelfortsatz-Zungenmuskeln werden bewegt, die das Zungenbein mit dem Ohr verbinden (siehe Bild links). Versuche, gleichzeitig die Ohren nach hinten/oben und das Kinn dagegen leicht nach vorne zu ziehen. Ziehen, loslassen, ziehen, loslassen ...!

Das klingt kompliziert, aber sobald du es verstanden hast, geht es eigentlich ganz leicht. Du spürst und siehst eine deutliche Straffung der Kinn- und Unterkieferpartie.

Drei Mal 10 Impulse.

> ### Wann und wo?
> Sobald du die Finger nicht mehr brauchst, um die Ohren nach hinten zu bewegen, kannst du die Übung halbwegs unauffällig zwischendurch machen, z.B. am Rechner, im Auto, etc.

Völlig Gaga

Drücke die Zungenspitze gegen die unteren Schneidezähne und hebe den Zungenrücken an den oberen Gaumen.

Baue jetzt Druck zwischen Zunge und Gaumen auf und aktiviere wieder deine Ohren, wenn du kannst!

Dann lege eine flache Hand unter das Kinn und sage langsam gegen den konstanten Widerstand der Hand Ga, Ga, Ga …

Hierbei werden neben den Zungenmuskeln auch die Kaumuskeln trainiert.

Drei Mal 10 Ga-Impulse.

Übrigens: Kaumuskeln lassen sich natürlich auch hervorragend durch Kaugummikauen aufbauen.

Wann und wo?

Lässt sich je nach Situation auch leise und unauffällig üben, z.B. am Schreibtisch.

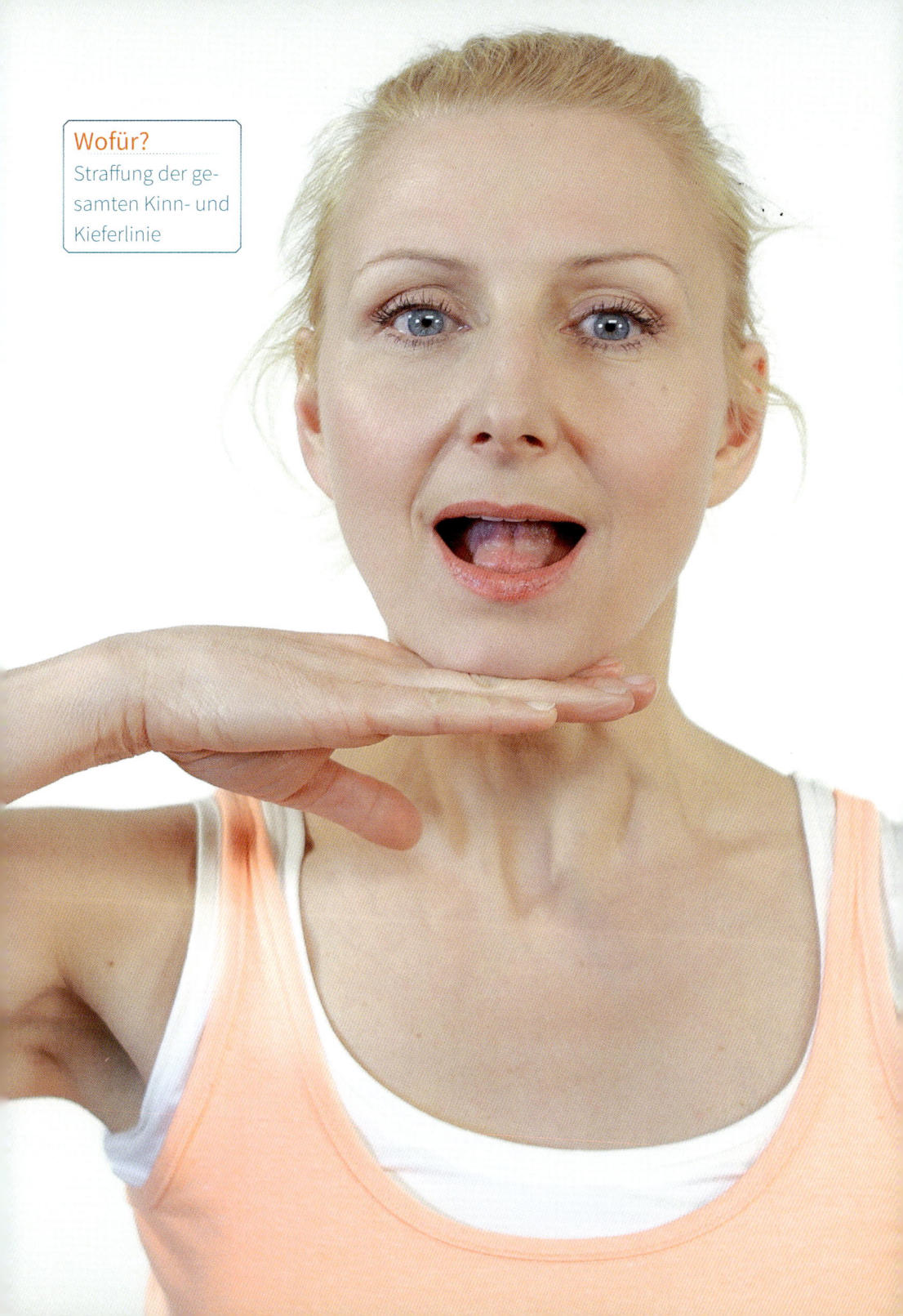

Wofür?
Straffung der ge-
samten Kinn- und
Kieferlinie

Wofür?
Definiert die Wangen und
strafft den Hals

Lege wieder die Zeigefinger als »Knitterschutz« an die Augenwinkel, während die Daumen und Handflächen die Kinnlinie leicht nach hinten ziehen.

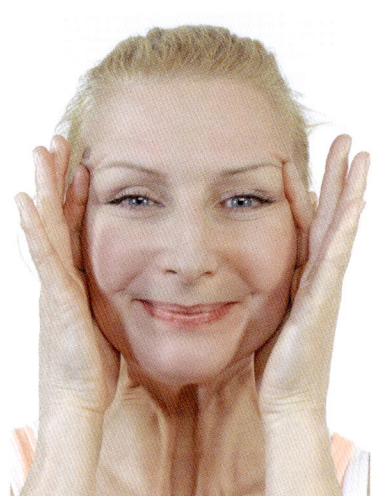

Jetzt grinse völlig übertrieben 10 Sekunden lang mit geschlossenen Lippen. Versuche, die Mundwinkel besonders fest zusammenzupressen. Danach spürst du deutlich den sogenannten Lachmuskel (Musculus risorius). Wobei auch die beiden Jochbeinmuskeln beteiligt sind und auch der große Halshautmuskel (Platysma) ist wieder unter Hochspannung. Das sieht zwar furchtbar aus, ist aber auch eine sehr schöne Übung für die Halsstraffung.

Wofür?
Gegen hängende Mundwinkel, glättet
den Hals und strafft die Kinnlinie

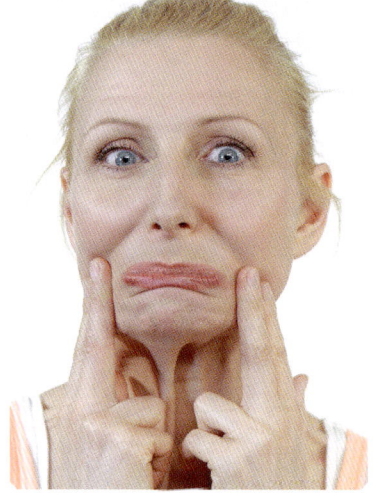

Der Mundwinkelsenker (Musculus depressor anguli oris) liegt wie ein Dreieck mit der obersten Spitze neben den Mundwinkeln und zieht sich breit nach unten zur Kinnlinie. Lege jeweils zwei Finger rechts und links neben die geschlossenen Mundwinkel. Dann ziehe diese 10 Sekunden lang wie ein beleidigtes Kleinkind ganz nach unten. Der große Halshautmuskel (Platysma) spannt sich dabei an wie bei einer Kragenechse. Es sieht schlimm aus, ist aber eine großartige Übung!

Führe beide Übungen Süßes oder Saures im Wechsel aus, je drei Mal 10 Sekunden lang.

Diese Multi-Übung hebt die Kieferlinie, die Wangen, strafft den Mund und hebt sogar leicht den Busen an!

Wann und wo?
Süßes und Saures sind definitiv keine Übungen für die Öffentlichkeit, denn man sieht aus, als hätte man den Verstand verloren. Und man braucht immer die Finger dafür. Es ist also auch eine Übung, mit der man sich am besten allein zu Hause amüsiert. Es sei denn, man ist Kabarettistin und will Frau Merkel persiflieren!

Als Entspannung kannst du zwischen den Mundübungen ein kurzes Lippenflattern machen:

Lippenflattern (ohne Bild)
Atme mit lockeren Lippen tief ein und dann schnaube durch den Mund aus wie ein Pferd. Das darf sich ruhig auch so anhören!

Wofür?
Löst nicht nur muskuläre Spannungen, sondern auch mentale oder geistige.

Wann und wo?
Empfiehlt sich auch nach langem Sprechen oder als Entspannung am Arbeitsplatz. Doch kommt es auch sehr auf die Situation an. Hat der Chef gerade eine schwere Aufgabe erteilt oder dein Partner dich um einen Gefallen gebeten, könnte ein Lippenflattern trotz aller Entspannung zu gröberen Verstimmungen führen!

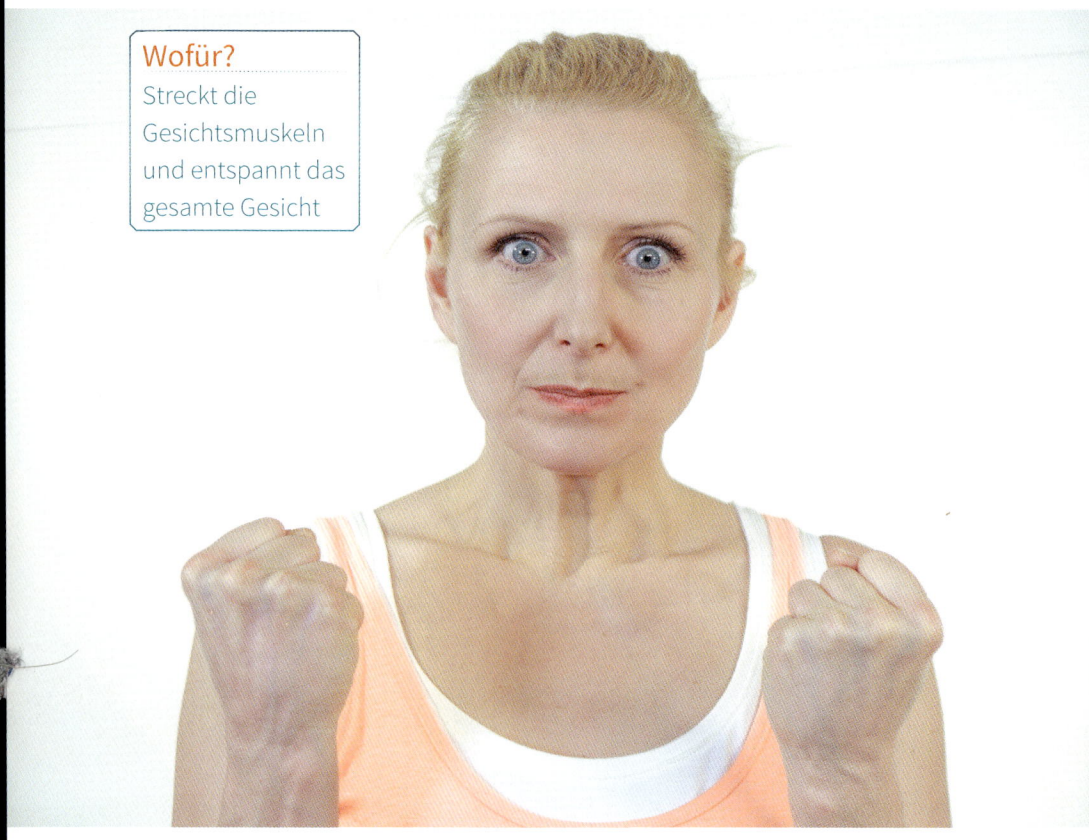

Wofür?

Streckt die Gesichtsmuskeln und entspannt das gesamte Gesicht

Yoga-Löwe

Atme durch die Nase ein, spanne alle Gesichtsmuskeln an (ohne sie in Falten zu legen!), balle die Fäuste und sammle dabei alle Energie!

Dann atme durch den Mund mit einem lauten »Bäääh!« aus, reiße dabei die Augen auf (mit glatter Stirn!) und strecke die Zunge so weit wie möglich nach unten raus. Öffne gleichzeitig die Fäuste, drehe die Handflächen nach vorne und spreize die Finger.

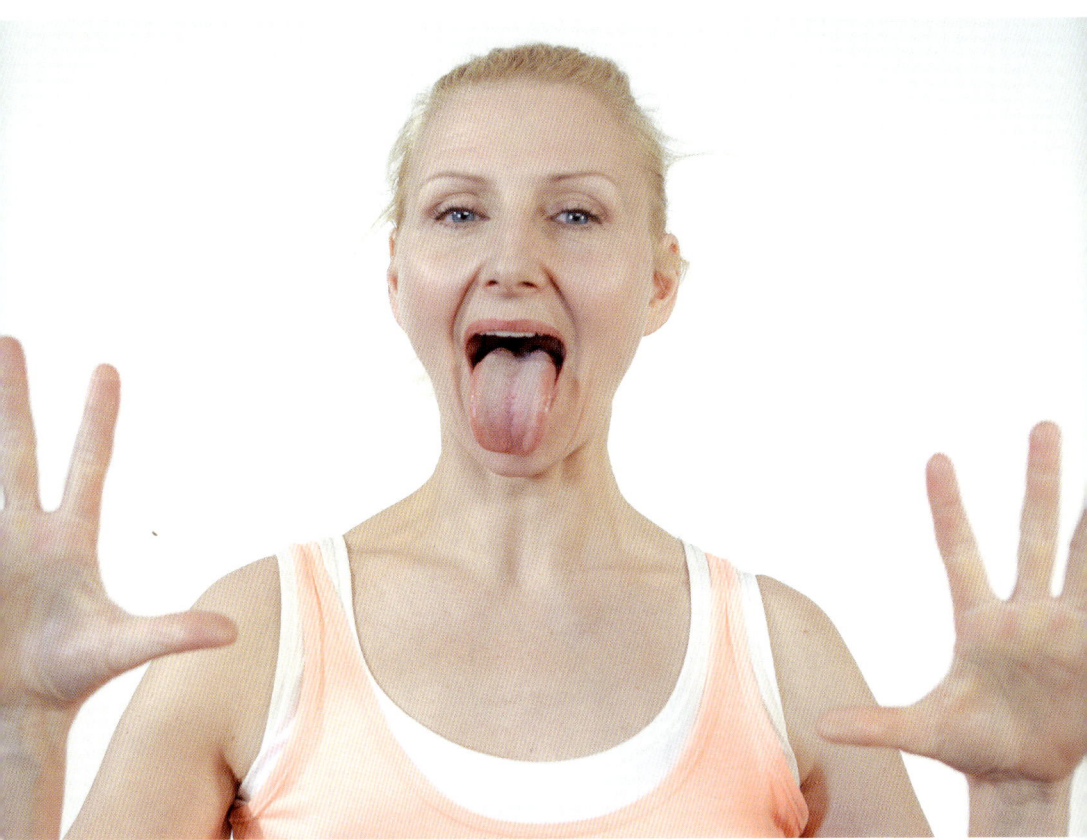

Spürst du, wie dabei der Zungenbeinmuskel aktiv wird und gegen das Doppelkinn arbeitet?

Wiederhole dies mindestens fünf Mal.

Wann und wo?

Diese Übung könnte in Gesellschaft doch zu bösen Missverständnissen führen! Aber wie wäre es, sie immer gleich zu machen, wenn du gestresst nach Hause kommst? Schuhe aus und wie ein Löwe allen Stress wegbrüllen!

»Ein Rollkragenpulli kann ja wohl
nicht die Lösung sein … !«

Der Hals

Wir haben den Hals ja schon bei einigen der Übungen zu Mund und Kinn mittrainiert. Doch manchmal erfordert er auch gezieltere Übungen, denn gerade der Hals wird bei vielen im Laufe der Jahre immer schlaffer und faltiger. An dem Muskelkopf kann man deutlich die vielen Muskelstränge sehen, die unseren Hals in alle Richtungen beweglich machen.

Nicht zu sehen ist allerdings der große Halshautmuskel, der Platysma. Er verläuft ganz dicht unter der Haut über allen anderen Halsmuskeln von der gesamten Kinnlinie bis hinunter zum Brustbein. (Bei unserem Muskelkopf wurde er weggelassen, um die darunter liegenden Muskeln zu zeigen.) Er ist für einen glatten Hals besonders wichtig!

Kiss the Sky

Wofür?

Für einen schönen Hals und ein schönes Kinn

Hebe den Kopf so hoch wie möglich, ziehe die Schulterblätter noch mal bewusst nach hinten runter und öffne den Mund ganz locker. Dann schürze die Lippen zu einem Kussmund und sende Küsse nach oben in den Himmel!

Küssen, öffnen, küssen, öffnen

… insgesamt 15 Mal!

Eine der besten Übungen für einen schönen Hals und auch toll gegen das gefürchtete Doppelkinn.

Wann und wo?

Ich mache diese Übung gerne morgens unter der Dusche, wobei ich mich so hinstelle, dass ich kein Wasser ins Gesicht bekomme. Indem ich den Himmel küsse, begrüße ich fröhlich den neuen Tag!

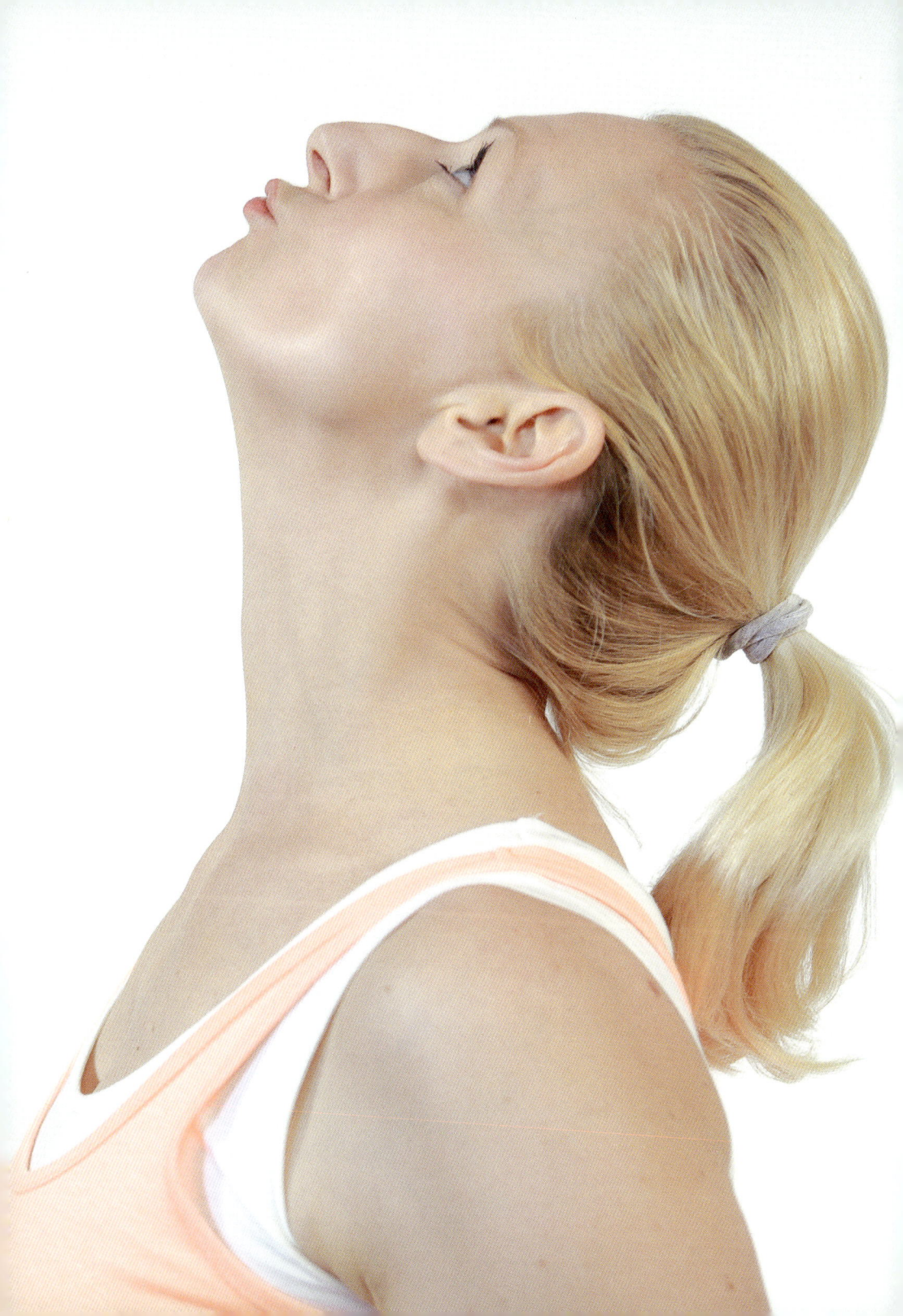

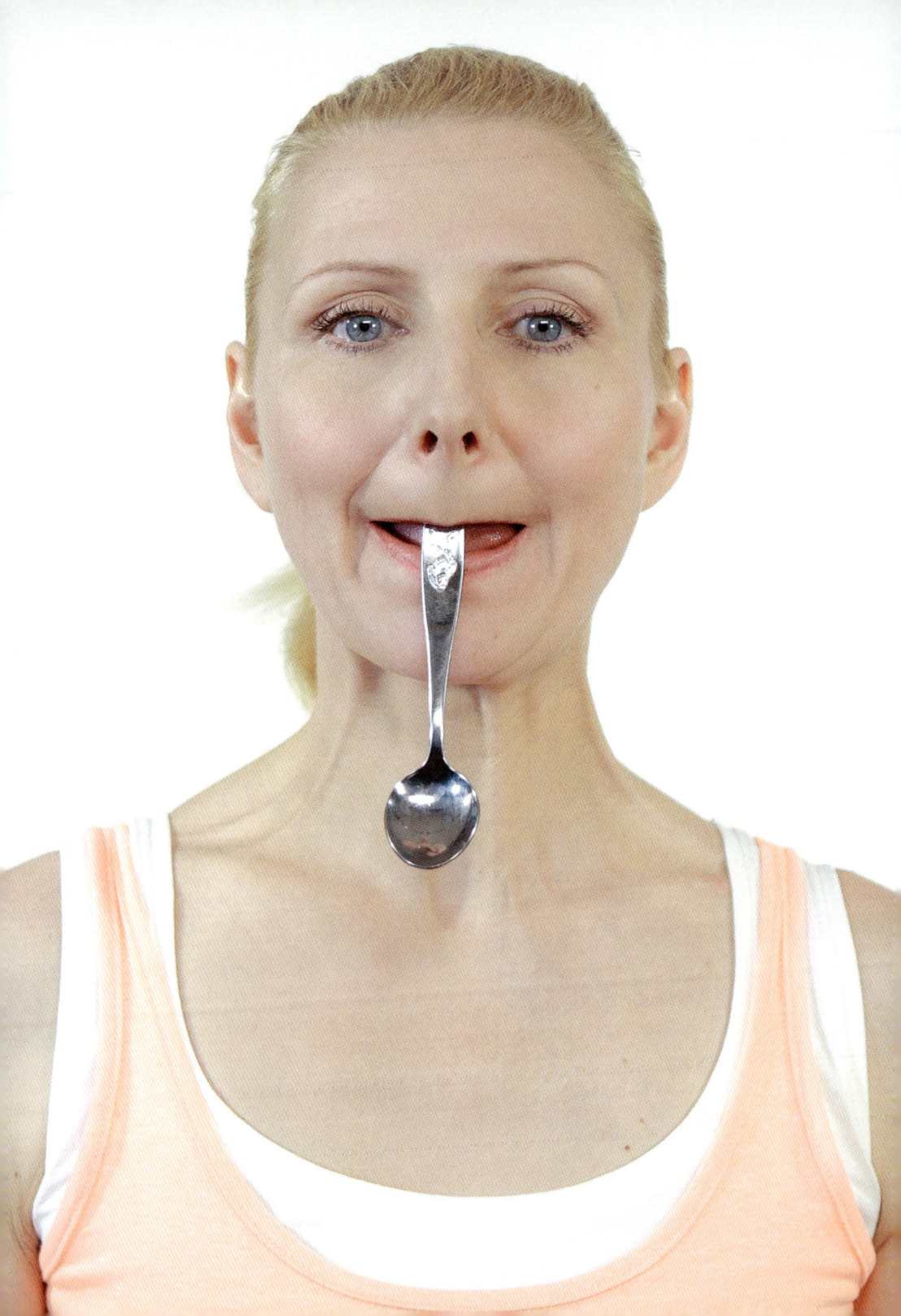

Löffelheber

Nimm einen Kaffeelöffel mit flachem Stiel. Rolle die Lippen nach innen. Lege die nach innen gerollte Oberlippe auf die Oberseite des Löffelstiels und die ebenfalls nach innen gerollte untere Lippe etwas nach vorne versetzt an die Unterseite des Löffels.

Jetzt hebe mit dem Unterkiefer den Löffel an und ziehe die Wangen gleichzeitig mit einem Lächeln nach oben. Bleibe zwei Sekunden lang in dieser Anspannung und lasse dann wieder locker. Wenn du erst einmal das Gefühl für die Bewegung hast, geht das selbstverständlich auch ohne Löffel.

Wiederhole diese Übung drei Mal 10 Impulse.

Vorsicht: Bei Kiefergelenkproblemen solltest du diese Übung ganz behutsam machen und sehr genau in dich reinspüren, ob sie dir guttut oder nicht.

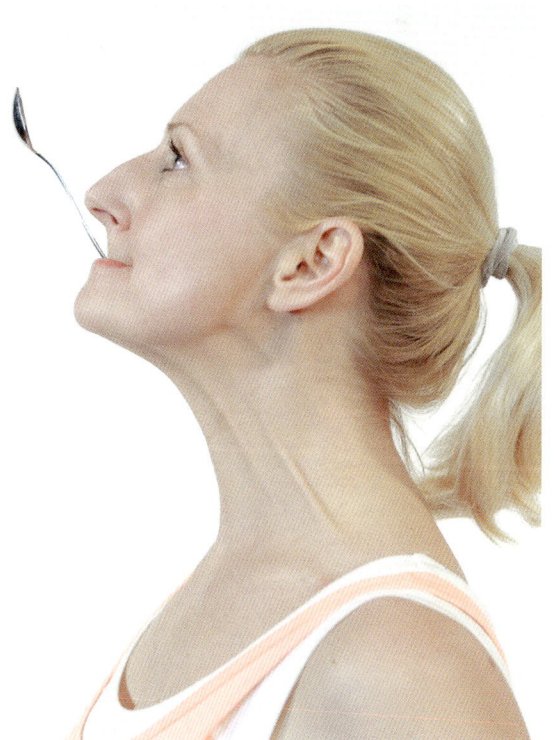

Wann und wo?

Also ich weiß nicht, wie bei dir so die Tischsitten gehandhabt werden, in unserer Familie jedenfalls versuche ich solches Benehmen bei Tisch zu unterbinden und übe lieber still für mich allein!

Kieferlockern (ohne Foto)

Wofür?

Diese Übung löst stressbedingte Verspannungen und ist auch bei nächtlichem Zähneknirschen sehr zu empfehlen

Lege die drei mittleren Finger deiner Hände auf die großen Kaumuskeln. Die Daumen halten dabei von unten gegen den Kiefer. Jetzt massiere den Kaumuskel nach außen kreisend. Gleichzeitig kannst du deinen Kiefer nach rechts und links und oben und unten verschieben.

Dann gähne drei Mal künstlich und massiere dabei weiter.

Ein lockerer Kiefer ist eine wesentliche Voraussetzung, um deutlich zu artikulieren und um lange sprechen zu können, ohne zu ermüden. Deshalb ist das Kieferlockern eine der Basis-Übungen jedes Sprechunterrichts.

Wann und wo?

Kann man eigentlich überall bedenkenlos machen. Je nach Situation eventuell ohne das Gähnen.

Kinnschieber

Ziehe die Schultern wieder bewusst nach unten und zusammen.

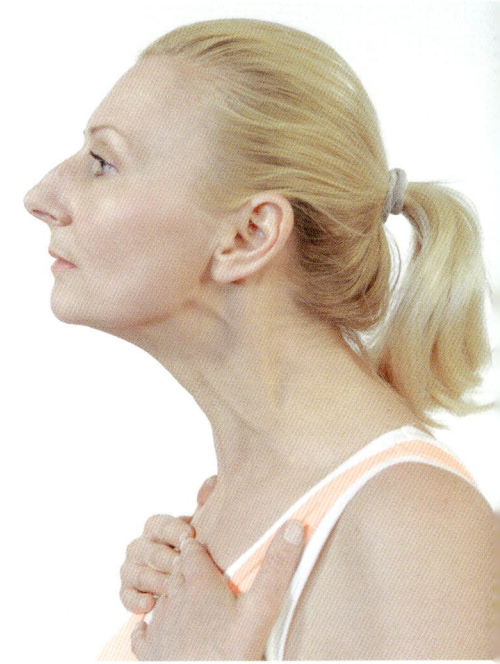

Wofür?
Für einen schönen Hals

Jetzt drücke die Hände kurz unterm Hals auf die Brust und verschiebe den Kopf in waagrechter Linie nach vorne. Dann ziehe den Kopf auf derselben, gedachten Linie so weit wie möglich zurück. Das Kinn führt den Bewegungsablauf. Dabei wird die gesamte Halsmuskulatur trainiert. Ich denke dabei immer an eine laufende Taube, vielleicht hilft dir dieses Bild auch.

10 Mal vor und zurück!

Vorsicht: Falls du Probleme mit der Halswirbelsäule hast, solltest du diese Übung unbedingt vorher mit deinem Arzt oder Therapeuten besprechen.

Wann und wo?
Also ich bevorzuge, diese Übung alleine zu machen, aber wer es mag, kann ja mal versuchen, beim Schlange stehen oder auf dem Weg zum Bäcker die »laufende Taube« zu geben!

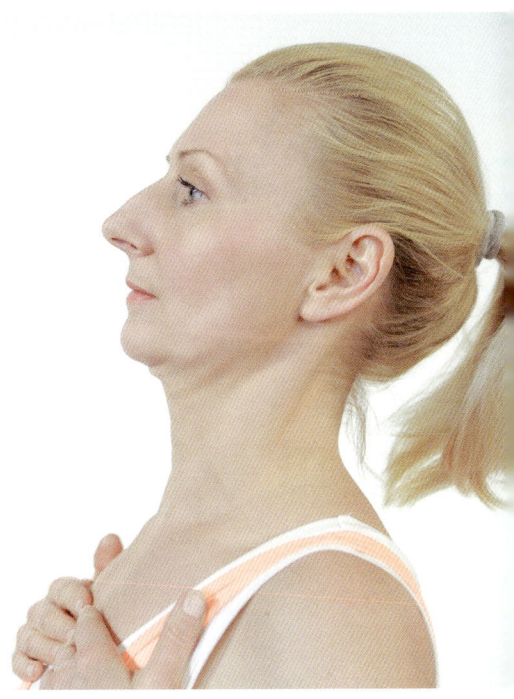

»*Zuerst die innere Haltung,*
dann die äußere Form!
Es ist wie beim Malen,
wo man Glanzlichter zuletzt aufsetzt.«

(Konfuzius)

Die Haltung

Für unsere Schönheit und Ausstrahlung ist die innere Haltung entscheidend wichtig. Darauf gehe ich am Ende des Buches noch genauer ein. Doch auch die äußere Haltung spielt eine große Rolle. Als Schauspielerin lernt man natürlich, sehr genau auf die Körperhaltung zu achten und sie auch ganz gezielt für die verschiedenen Rollen und Charaktere einzusetzen. Ist dir schon mal bewusst aufgefallen, wie andere Menschen durch ihre Körperhaltung wirken? Der x-beinige kleine Junge neulich auf dem Spielplatz, der mit nach vorne hängenden Schultern und eingezogenem Kopf an der Seite stand, strahlte für mich Angst und Unsicherheit aus. Dagegen wirkte die Choreographin und Ex-Primadonna, mit der ich vor Kurzem arbeiten durfte, trotz fortgeschrittenem Alter jung und lebhaft, wie sie mit erhobenem Haupt und nach hinten und unten gezogenen Schultern durch die Gegend schwebte. Dieser Eindruck wurde natürlich durch ihr strahlendes Lächeln noch unterstrichen.

Ein anderes Beispiel ist das einer sehr guten Freundin und Kollegin, mit der ich meine Ausbildung machte: Sie hatte damals ein wunderschönes, von blonden Locken umspieltes Puppengesicht und war damit die perfekte Ophelia, Julia oder Helena. Ich war immer etwas neidisch auf ihr liebliches Erscheinungsbild, denn ich war eher der strenge Typ und fühlte mich neben ihr oft wie das hässliche Entlein. Aber sie hatte ein großes Problem mit ihrer Kopfhaltung. Sie schob den Kopf sehr nach vorne, fast wie auf dem Gemälde *Der Schlaf* von Salvatore Dali. Diese Kopfhaltung war ein Relikt aus ihrer Jugend, in der sie sich sehr vehement gegen ihr Elternhaus hatte behaupten müssen. Durch unsere Ausbildung lernte sie die Wirkung von Körperhaltungen bewusst kennen, und nachdem sie auch innerlich aus dieser kämpferischen Haltung aussteigen konnte, schaffte sie es, locker erhobenen Hauptes durchs Leben zu gehen.

Die Körperhaltung spielt also nicht nur für die Fremdwahrnehmung eine enorme Rolle, du kannst durch eine veränderte Körperhaltung sogar dein Selbstbild verbessern. Stell dir vor, du wärest eine Ballerina oder eine afrikanische Wasserträgerin. Versuche, so wie diese zu laufen. Du kannst dir dafür auch ein Buch auf den Kopf legen. Ziehe die Schultern herab, hebe das Brustbein und setze ein strahlendes Lächeln auf. Stell dir vor, dein Kopf ist an einer Schnur aufgehängt und dein Körper darunter läuft ganz geschmeidig mit. Jetzt schreite ein paar Minuten durch die Wohnung, ohne dass das Buch vom Kopf fällt. Die Füße sind dabei leicht nach außen gedreht, aber nicht so stark wie in der ersten Ballettposition. Merkst du wie diese Haltung dein Selbstwertgefühl beeinflusst?

Mit solch einer Haltung demonstrierst du, dass du dir selbst und der Welt offen und entschlossen gegenübertrittst! Du wirst sehen, das überzeugt nicht nur andere, sondern auch dich selbst!

Und es gibt auch ein paar weitere schöne Übungen für eine gute Haltung:

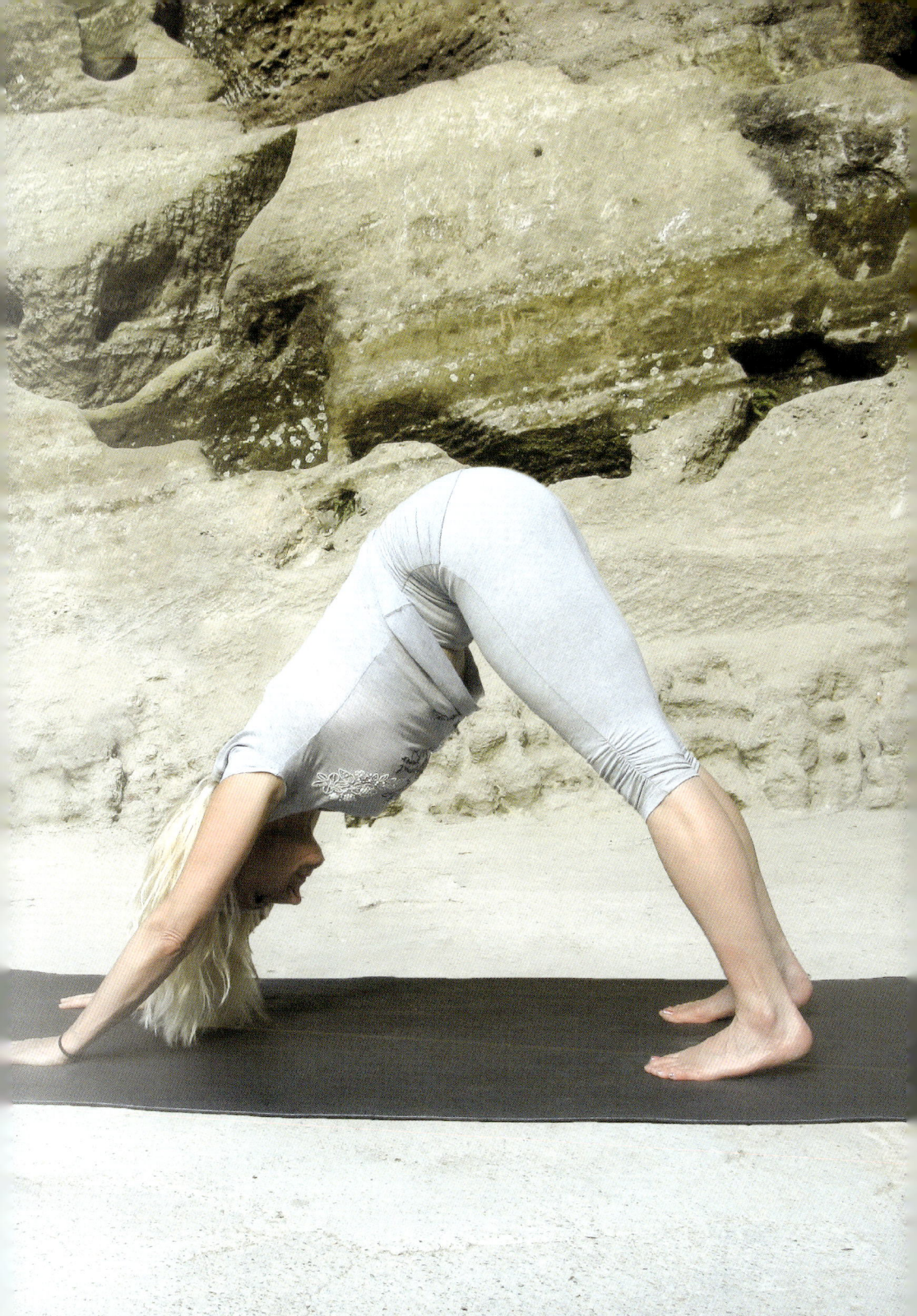

Herabschauender Hund

Wofür?

Öffnung des Brust- und Schulterbereichs, Kräftigung der Rücken- und Nackenmuskulatur, Durchblutung des Kopfes

Diese sogenannte Umkehrhaltung fördert nicht nur eine aufrechte Haltung, sie wird im Yoga auch für die bessere Durchblutung der Kopfhaut empfohlen, um dem Grauwerden der Haare und Haarausfall entgegenzuwirken. Außerdem soll die bessere Durchblutung die Funktionen des Gehirns stärken, Klarheit und einen wachen Geist fördern und auch die Faltenbildung im Gesicht verringern.

Stell dich auf Hände und Knie im Vierfüßlerstand auf einen Teppich oder eine Matte. Dabei sollten deine Hände direkt unter den Schultern und die Knie direkt unter den Hüften sein. Strecke deine Ellenbogen, spreize die Finger und drücke sie in den Boden. Das Gewicht sollte gleichmäßig auf die Handflächen und Finger verteilt sein, um deine Handgelenke zu entlasten.

Beim Ausatmen stelle nun die Zehen auf und hebe die Knie vom Boden ab. Strecke dabei langsam die Beine. Die Hüfte geht nach oben und der Po bewegt sich nach hinten. Bitte nicht die Füße nachrücken, sondern genau an der Stelle lassen, wo sie sind. Bau eine gute Körperspannung auf, indem du dich mit den Händen vom Boden hoch drückst und die Fersen in Richtung Matte sinken lässt. Arme und Ellenbogen zeigen leicht nach außen und deine Ohren und die Oberarme sind auf einer Ebene. Der Kopf bleibt entspannt, ohne zu hängen.

Wenn dir diese Position leichtfällt und vertraut ist, halte sie ruhig atmend 3 Minuten. Anfänger steigern sich bitte nur ganz langsam und achten gut darauf, wie lange ihnen die Übung guttut.

Wann und wo?

Am besten morgens nach dem Aufstehen! Das dehnt und weckt den ganzen Körper.

Beende die Übung, indem du deine Knie beugst und mit den Füßen zu den Händen läufst. Dann rolle deine Wirbelsäule mit gebeugten Knien langsam Wirbel für Wirbel nach oben.

Nackenlifter

Lege dich auf den Bauch, die Arme liegen seitlich am Körper. Die Schulterblätter ziehen nach hinten zueinander. Die Arme und der Kopf heben sich dabei langsam und kontrolliert vom Boden ab.

Wofür?
Stärkt die gesamte Nacken- und Rückenmuskulatur

So trainierst du deine hinteren Nackenmuskeln und öffnest das Brustbein. Das ist sehr wichtig für eine gute Kopfhaltung. Besonders für Menschen, die viel am Computer sitzen, ist dies eine ganz wertvolle Gegenbewegung zu der schlechten Haltung, die man vor dem Bildschirm fast automatisch einnimmt.

Wenn du dabei die Oberarme noch nach oben und zueinander federst, tust du sogar noch etwas gegen das Erschlaffen der Oberarme. Wer mag und kann, spannt nun auch noch die Gesäß- und Beinmuskulatur fest an. Dabei drückt das Becken in den Boden und die Beine heben leicht ab.

Das ist eine perfekte Übung für die gesamte Rückseite des Körpers.

Vorsicht: Wenn die Beine mit angehoben werden, wirken große Hebelkräfte, die bei einem untrainierten, angeschlagenen Rücken gefährlich sein können. Wenn du Probleme mit der Wirbelsäule oder den Bandscheiben hast, halte bitte erst mit einem Therapeuten Rücksprache!

Wann und wo?
Diese Übung mache ich oft abends auf dem Teppich im Wohnzimmer.

Drei Mal 20 Sekunden.

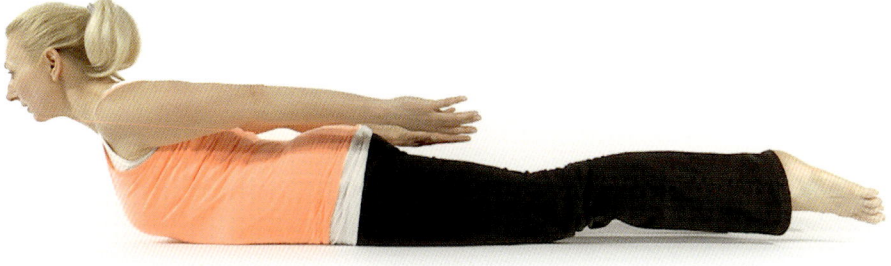

Kurzübungsprogramme

2-Minuten-Allround-Übung

Diese Kurzübung ist ideal, um schnell Frische und Spannung ins Gesicht zu zaubern:

Lege die Hände seitlich ans Gesicht, sodass die Mittelfinger auf der Schläfe liegen. Die Handwurzelballen straffen das Kinn nach hinten. Jetzt grinse breit bis über beide Ohren, so wie in der Übung »Süßes«. Gleichzeitig machst du die Übung »Wimpernklimpern«. Drei Mal 30 Sekunden.

8–Minuten–Kurzprogramm für die Mittagspause:

❋ Drei Mal Schultern lockern (S. 23)
❋ Drei Mal Kopfhaut aktivieren A + B (S. 24)
❋ 10 Impulse Ohrenwackeln (S. 32)
❋ Drei Mal 15 Impulse Stirnglätter (S. 36)
❋ Stirnmassage a.), b.) und c.) (S. 40)
❋ Drei Mal 10 Impulse Zornesfaltenglätter (S. 42)
❋ Drei Mal 15 Sek. Wimpern klimpern (S. 46)
❋ Drei Mal 10 Sek. Querflötistin (S. 61)
❋ Drei Mal 10 Impulse Luftpfeife (S. 63)
❋ Drei Mal 10 Impulse Karpfen (S. 70)

17– Minuten–Programm für zu Hause

❋ Drei Mal Atemübung (S. 23) und Schulterlockern (S. 23)
❋ Drei Mal Kopfhaut aktivieren A + B (S. 24)
❋ Atlasbogen aktivieren (S. 27)
❋ 30 Impulse Ohrenwackeln (S. 32)
❋ Drei Mal 10 Impulse Stirnstraffer Neandertaler (S. 38)
❋ 10 Impulse Schläfenanheber (S. 39)
❋ Drei Mal 10 Impulse Zornesfaltenglätter (S. 42)
❋ Drei Mal 10 Impulse Unterlidstraffer (S. 47)
❋ Drei Mal 10 Impulse Augen-Uhr (S. 48)
❋ Drei Mal 10 Impulse Zahnlose Hexe (S. 52)
❋ 30 Impulse Mundexpander (S. 62)
❋ Drei Mal 10 Impulse Küssende Comic-Ente (S. 66)
❋ Drei Mal je 10 Impulse Süßes oder Saures (S. 74)
❋ 15 Mal Kiss the sky (S. 80)
❋ 10 Mal Kinnschieber (S. 85)
❋ Drei Mal 15 Sekunden Nackenlifter(S. 91)

Programme für spezielle Probleme

Die Dauer der Übungen kannst du selbst bestimmen oder dich an die Empfehlungen wie in den Erklärungen halten:

Gegen Stirnfalten:
✳ Stirnglätter (S. 36)
✳ Stirnstraffer Neandertaler (S. 38)
✳ Schläfenanheber (S. 39)
✳ Zornesfaltenglätter (S. 42)
✳ Zornesfalten-Massage (S. 43)
✳ Lachende zahnlose Hexe (S. 53)

Bei hängenden Wangen und Mundwinkeln:
✳ Querflötistin (S. 61)
✳ Mundexpander (S. 62)
✳ Süßes (S. 74) oder Saures (S. 74)
✳ Lachende zahnlose Hexe (S. 53)

Gegen Tränensäcke und Krähenfüße:
✳ Wimpern klimpern (S. 46)
✳ Unterlidstraffer (S. 47)
✳ Augen-Uhr (S. 48)
✳ Lachende zahnlose Hexe (S. 53)

Gegen einen faltigen Hals:

❋ Kiss the sky (S. 80)

❋ Kinnschieber (S. 85)

❋ Nackenlifter (S. 91)

Gegen Hängebäckchen an der Kinnlinie:

❋ Karpfen (S. 70)

❋ Süßes (S. 74) oder Saures (S. 74)

❋ Löffelheber (S. 83)

❋ Zahnlose Hexe (S. 52)

Gegen ein Doppelkinn:

❋ Karpfen (S. 70)

❋ Yoga-Löwe (S. 76)

❋ Völlig Gaga (S. 72)

Bei faltiger Oberlippe:

❋ Küssende Comic-Ente (S. 66)

❋ Luftpfeife (S. 63)

❋ Querflötistin (S. 61)

❋ Mundexpander (S. 62)

❋ Süßes (S. 74)

Akupressur-Punkte

Wenn meine Mutter sich konzentriert, reibt sie oft unwillkürlich ihre Ohrläppchen. Es ist tatsächlich so, dass sich dadurch die Konzentration verbessert. Im Ohrläppchen sitzen sehr viele Akupressur-Punkte für den gesamten Kopf, warum also nicht einfach ab und zu die Ohrläppchen massieren? Und wenn du schon dabei bist, kannst du auch gleich das ganze Ohr mitkneten!

Akupressur ist eine über 2000 Jahre alte chinesische Heilkunst und ein wichtiger Teil der Traditionellen Chinesischen Medizin (TCM).

Durch Fingerdruck werden die Energiepunkte des Körpers stimuliert.

Wir können damit auch unser Aussehen und unsere Haut positiv beeinflussen, denn Akupressur im Gesichtsbereich unterstützt das Zellwachstum und stärkt die Gesichtsmuskulatur. Da sie viel unauffälliger als die Gesichtsgymnastik ist, lässt sie sich wesentlich leichter in den Alltag integrieren. Also eine prima Ergänzung!

Die Zeigefinger werden auf die Akupressur-Punkte gedrückt und führen dort kleine, nahezu unsichtbare kreisenden Bewegungen aus. Erst drei Mal gegen den Uhrzeigersinn kreisen, um die Energie zu reinigen, und dann drei Mal im Uhrzeigersinn kreisen, um die Punkte mit neuer Energie aufzuladen.

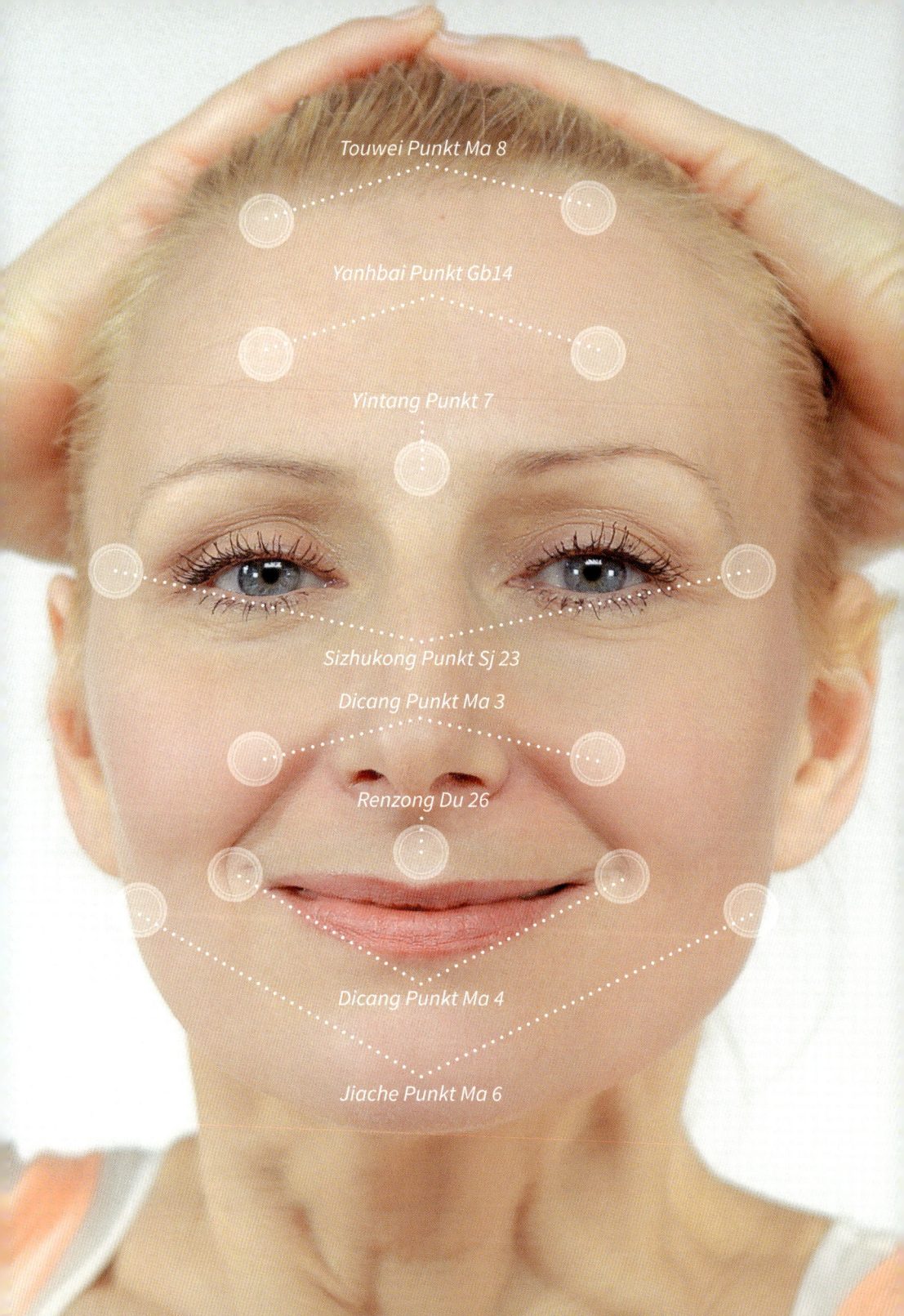

Touwei Punkt Ma 8

Yanhbai Punkt Gb14

Yintang Punkt 7

Sizhukong Punkt Sj 23

Dicang Punkt Ma 3

Renzong Du 26

Dicang Punkt Ma 4

Jiache Punkt Ma 6

Touwei Punkt Ma 8

> **Wofür?**
> Stirnentspannung

Diese Punkte kennst du bereits aus der Stirnmassage:

Positioniere deine Zeigefinger im Abstand deiner Pupillen ganz oben am Haaransatz. Dort spürst du zwei leichte Höcker. Massiere sie mit sanften, kreisenden Bewegungen.

Yanhbai Punkt Gb 14

> **Wofür?**
> Stirnentspannung

Auch diese Punkte sind dir schon bekannt: Rutsche vom Haaransatz nach unten bis ungefähr in die Mitte der Stirn, wo du zwei kleine Mulden spürst. Auch hier massiere mit kleinen, nach außen drehenden Kreisen mit sanftem Druck. Die Durchblutung wird angeregt und entspannt die gesamte Stirn.

Sizhukong Punkt Sj 23

> **Wofür?**
> Stimuliert die Muskeln neben den Augen und mildert die Lachfalten

An diese Vertiefungen neben dem Ende der Augenbrauen haben wir bei unseren Übungen oft die Finger als »Knitterschutz« platziert.

Übe an dieser zarten Stelle bitte nur ganz behutsam Druck aus.

Dicang Punkt Ma 3

> **Wofür?**
> Strafft die Wangenpartien und den Bereich um Nase und Oberlippe

Dieser Punkt liegt senkrecht unter den Pupillen auf Höhe der Nasenlöcher. Hier darfst du wieder mit etwas mehr Druck arbeiten.

Dicang Punkt Ma 4

> **Wofür?**
> Füllt die kleinen Falten um den Mund auf

Seine Koordinaten liegen senkrecht unterhalb der Pupillen und waagrecht auf Höhe der Mundwinkel.

Jiache Punkt Ma 6

> **Wofür?**
> Stärkt die Kinnlinie und hilft gegen Kieferverspannungen

Finde die kleine Mulde vor dem Kiefergelenk. Hier darfst du ruhig etwas kräftiger massieren.

Yintang Punkt 7

> **Wofür?**
> Glättet die Zornesfalte und fördert die Blutzirkulation der Stirn

Du findest ihn über der Nasenwurzel genau in der Mitte zwischen den Augenbrauen.

Renzhong Du 26

> **Wofür?**
> Glättet die vertikalen Mundfalten

Massiere zur Reduzierung dieser Fältchen den Punkt zwischen Nase und Oberlippe.

Ernährungstipps für eine schöne Haut

Iss dich schön

Immer neue Ernährungskonzepte und Erkenntnisse kommen laufend in Mode und manche werden fast dogmatisch propagiert und vorgelebt.

Ich bin keine Ernährungswissenschaftlerin und will auch nicht in den Chor miteinstimmen. Es ist inzwischen jedoch unumstritten, dass eine vollwertige und überwiegend basische Ernährungsweise unsere Haut frischer und glatter wirken lässt. Frisches Obst, Gemüse und Vollkornprodukte liefern dem Körper wichtige Mineralien, Aminosäuren, Vitamine und Antioxidantien, die unser Hautbild verfeinern und uns mit Energie versorgen.

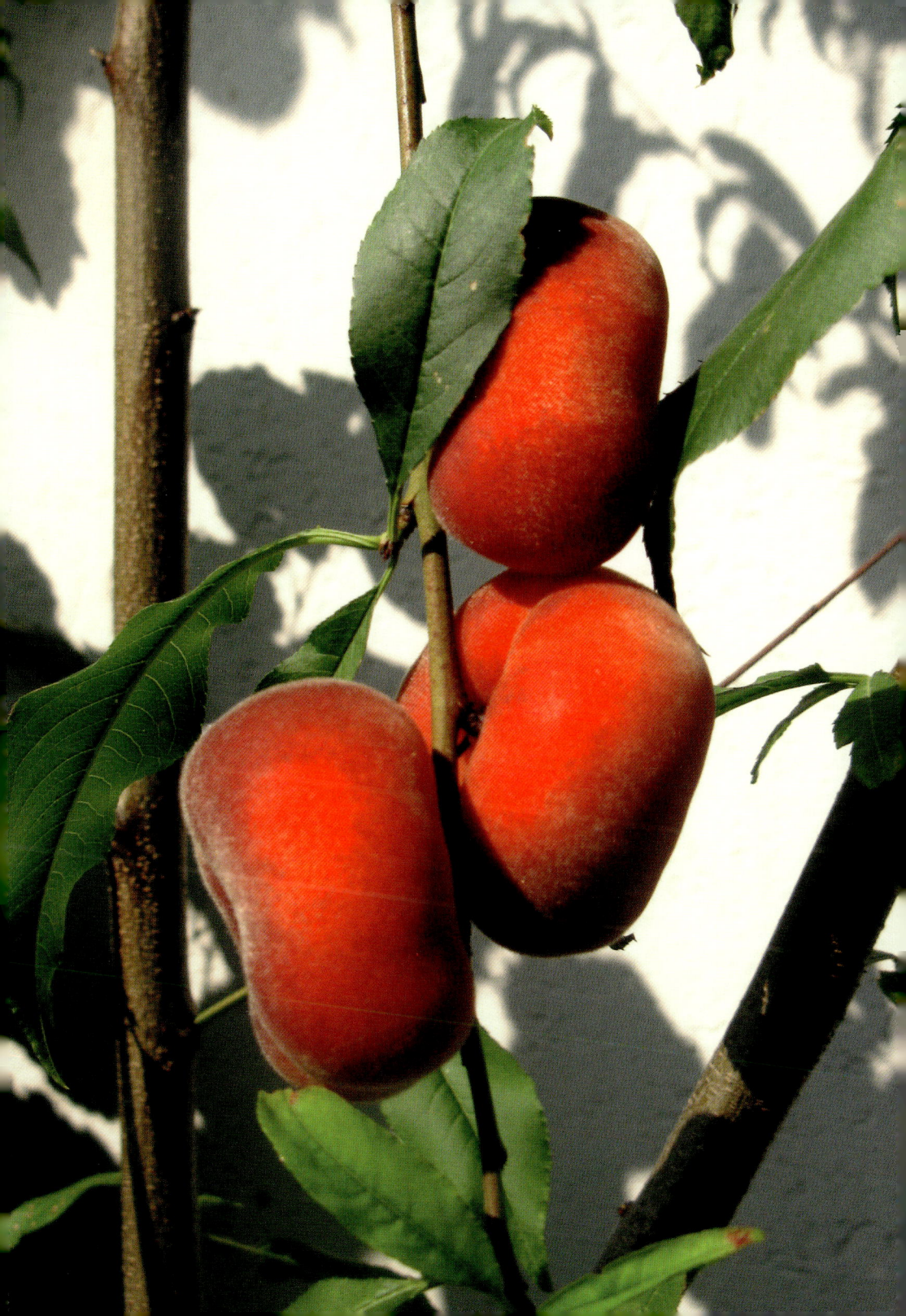

Mineralstoffe

Die drei wichtigsten Mineralien für eine funktionsfähige, aktive und junge Haut sind Silizium, Schwefel und Zink.

Silizium, zu Deutsch Kieselsäure, ist maßgeblich am Aufbau der Haut, Haare, Nägel und Knochen beteiligt. Silizium beschleunigt die Bildung der Bindegewebsfasern Elastin und Kollagen. Das Elastin hält, wie schon der Name verrät, das Bindegewebe elastisch, und Kollagen verleiht ihm seine Festigkeit. Silizium stärkt das Bindegewebe durch seine Fähigkeit, Wasser zu binden. Das durch Silizium gebundene Wasser unterstützt den Nährstofftransport zu den Hautzellen. Es erhöht die Feuchtigkeit des Bindegewebes, was die Haut straff und elastisch macht. Siliziummangel macht sich durch eine geringere Haut–elastizität, starke Faltenbildung, brüchige Nägel und glanzloses Haar bemerkbar.

Es gibt inzwischen eine Menge teure Nahrungsergänzungsmittel, die Silizium, Magnesium und Kalzium enthalten. An sich ist daran nichts verkehrt, denn auch Magnesium und Kalzium braucht unser Körper mit zunehmendem Alter immer nötiger in ausreichenden Mengen. Meiner Ansicht nach sind im Normalfall Vollkorn-Getreideprodukte jedoch sehr gute und ausreichende Siliziumquellen. Und falls eine vollwertige Ernährung mal nicht ausreicht und Haut, Haare und Nägel trotzdem knittrig, glanzlos und brüchig sind, kann man mit Kieselsäure, Magnesium und Kalzium aus dem Reformhaus oder dem Drogeriemarkt eine vierwöchige Kur machen.

Schwefel ist für seine entgiftenden Eigenschaften bekannt, welche die Ausleitungsorgane unterstützen und so die Haut entlasten. Schwefelreiches Gemüse besitzt die Fähigkeit, den Abbau von Giften in der Leber und den Aufbau von Gallenflüssigkeit zu unterstützen. Bei einer ausgewogenen Ernährung sind wir in der Regel ausreichend mit Schwefel versorgt.

Zink ist ebenfalls sehr wichtig für die Bildung von Kollagen - dem Protein, welches für die Festigkeit des Bindegewebes und der Haut zuständig ist. Zink hat darüber hinaus eine antivirale Wirkung, weil es die Schleimhautstruktur verbessert und somit das Eindringen von Viren erschwert. Außerdem wirkt Zink anti-oxidativ, also freien Radikalen entgegen, und es soll sich positiv auf die Konzentrationsfähigkeit auswirken. Die entzündungshemmende Eigenschaft des Zinks hilft nicht nur bei zahlreichen Hauterkrankungen wie Akne, Schuppenflechte und Neurodermitis, sondern auch bei Entzündungen der Magen- und Darmschleimhaut. Sportler, Senioren, Diabetiker, Frauen, die Östrogenpräparate einnehmen, Vegetarier, Veganer und Menschen, die regelmäßig Alkohol trinken, sollten besonders auf eine ausreichende Zinkzufuhr achten.

Magnesium kann verhindern, dass freie Radikale negativen Einfluss auf unser Hautbild nehmen und den Alterungsprozess beschleunigen. Magnesium spielt auch bei der Signalübertragung zwischen Nerven- und Muskelzellen und im Herz-Kreislauf-System eine wichtige Rolle. Wer stark unter Stress steht, braucht oft mehr Magnesium.

In der Alternativmedizin wird gemutmaßt, dass heutzutage viele Menschen an Magnesiummangel leiden, da die Böden sehr ausgelaugt sind und somit unsere Lebensmittel nicht mehr ausreichend mit Magnesium versorgen. Außerdem ernähren sich viele Menschen von Fertigprodukten, in denen der Vitamin- und Mineralstoffgehalt stark reduziert ist. Ich glaube allerdings, dass bei einer ausgewogenen Ernährungsweise der Bedarf dennoch ohne Substitution zu decken ist, aber diese Entscheidung sollte jeder für sich selbst treffen.

Kalzium ist nicht nur für die Haut, Haare und Nägel wichtig, sondern auch für die Knochenfestigkeit und beeinflusst ähnlich wie Magnesium die Erregungsleitung in den Nerven- und Muskelzellen.

Eisen brauchen wir vor allem für den Sauerstofftransport im Blut. Eisen hält Haut, Haare und Nägel gesund und stärkt die Abwehrkräfte. Zudem fördert es die Konzentration, die Leistungsfähigkeit und hebt die Laune! Bei Eisenmangel hingegen erscheint die Haut fahl, blass, die Nägel werden brüchig und man leidet unter Müdigkeit und Kopfschmerzen. Schon der griechische Geschichtsschreiber Herodot (um 490 – 430 v. Chr.) wusste offenbar um die gesundheitliche Bedeutung des Eisens, denn er empfahl angeblich, man solle alte Hufeisennägel in saure Äpfel stecken und diese Äpfel am nächsten Tag verzehren! (Dieser Empfehlung will ich mich jetzt allerdings nicht wirklich anschließen!)

Selen als antioxidatives Spurenelement begünstigt die Geschmeidigkeit der Haut und schützt sie zum Beispiel vor Sonnenbrand. Es findet sich vor allem in Eiern aus biologischer Haltung. Übrigens: Bei gesunden Menschen wird der Cholesterinspiegel im Blut angeblich nicht von der Cholesterinaufnahme z.B. durch Eier beeinflusst.

Aminosäuren wird in verschiedensten Studien eine große Bedeutung für gesundes Haar und straffe Haut zugesprochen. Sie liefern Vitalstoffe, die Haut, Haare und Nägel von innen her ernähren. Als Bausteine für Proteine sorgen sie dafür, dass das Bindegewebe gestärkt wird, die Haut geschmeidig und elastisch bleibt, die Nägel fest und das Haar kräftig.

Also alle Lebensmittel, die Eiweiß enthalten, liefern lebensnotwendige Aminosäuren. Es gibt viele gute pflanzliche Eiweißquellen, wie z.B. Getreide, Nüsse und Hülsenfrüchte. Fleisch enthält zwar etwa 20 Prozent mehr Eiweiß, aber bei der Verstoffwechselung von Fleisch entstehen Säuren, die wiederum den Säure-Basen-Haushalt stören.

Auch Fisch enthält viele wichtige Aminosäuren.

Vitamine und Antioxidantien

Bei körperlicher und seelischer Belastung werden im Körper vermehrt freie Radikale gebildet, die zu oxidativem Stress führen und damit den Alterungsprozess beschleunigen. Eine ungesunde Ernährung, zum Beispiel mit vielen Fertiggerichten, in denen ungesunde Zusätze wie Emulgatoren, Konservierungsstoffe, Farb- und Geschmacksstoffe enthalten sind, begünstigt die Bildung freier Radikaler. Ebenso wie Rauchen, Alkohol oder auch Sonnenbrand. Die Gegenspieler sind die sogenannten Antioxidantien. Sie helfen, die freien Radikale im Körper zu reduzieren, schützen die Zellen und sorgen dadurch für eine strahlende Haut. Deshalb sollten wir ausreichend Antioxidantien wie Vitamin A, C und E sowie Carotinoide, Coenzym Q10 und das bereits erwähnte Selen zu uns zu nehmen.

Retinol, auch *Vitamin A* genannt, kann nicht nur freie Radikale abfangen, es ist auch für die Zellerneuerung der Haut wichtig. Es glättet die Haut und beugt ihrer Austrocknung vor. Außerdem sorgt es für kräftige Haare, Fingernägel und ist gut für die Augen.

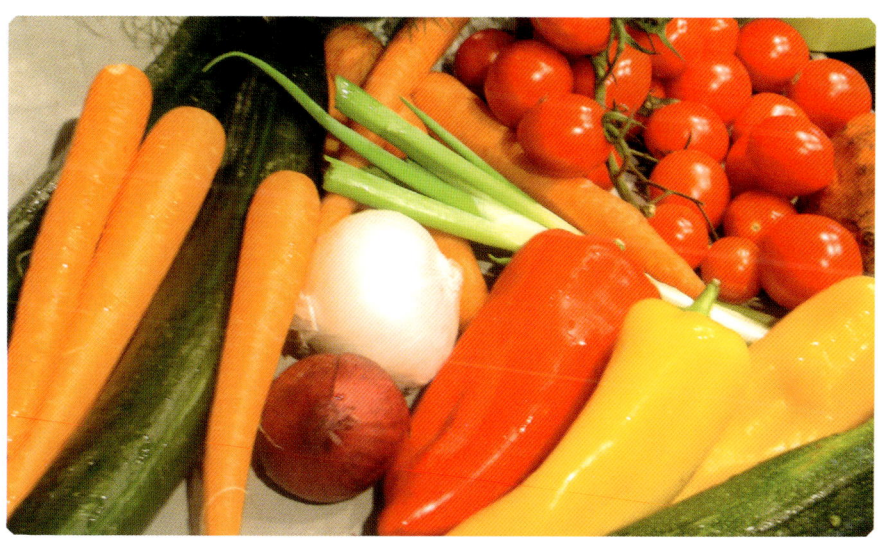

Schon eine Karotte deckt den Tagesbedarf an Vitamin A, allerdings nur bei gleichzeitiger Aufnahme von Fett. Für mich sind Karotten oft Ersatz für Knabbereien am Abend und auch eine gute Hilfe für die Konzentration beim Schreiben. (Für dieses Buch habe ich einige Kilo an Möhren vertilgt.) Übrigen ist das in Möhren enthaltene Beta-Carotin auch ein natürlicher, wenn auch nicht ausreichender Sonnenschutz für unsere Haut und soll sogar die Sehkraft verbessern.

Vitamin C hält das Bindegewebe elastisch und straff, regt das Haarwachstum an und reguliert die Pigmentbildung. Es ist auch am Aufbau der kollagenen Fasern beteiligt und hilft so dem Bindegewebe, Feuchtigkeit zu speichern. Und wie ja allgemein bekannt ist, stärkt es das gesamte Immunsystem.

Vitamin E schützt ebenso vor dem Angriff freier Radikaler, die als mitverantwortlich für die Zellalterung gelten. Es sorgt auch für ausreichende Feuchtigkeit und macht die Haut glatt und geschmeidig. Außerdem hat es eine beruhigende und entzündungshemmende Wirkung und ist deshalb in vielen Kosmetika enthalten.

Biotin (Vitamin B7) und Panthenol wird eine besondere Bedeutung für die Versorgung der Haut, Haare und Nägel zugesprochen. Sie sind wasserlöslich und können vom Körper nicht gespeichert werden. Daher müssen wir sie täglich neu aufnehmen. Sie binden Feuchtigkeit, wirken entzündungshemmend und fördern die Regeneration der Haut. Allgemein haben B-Vitamine einen direkten Einfluss auf das Nervensystem. Deshalb brauchen wir in Stresssituationen besonders viel davon.

Coenzym Q10 ist eine vitaminähnliche Substanz, die bei der Abwehr von oxidativem Stress eine wichtige Rolle spielt. Deshalb wird ihr auch eine hautstraffende und gesundheitsfördernde Wirkung nachgesagt. Q10 wird sowohl vom Körper selbst hergestellt als auch über die Nahrung aufgenommen.

Was steckt wo drin?

Vitalstoffe	Hier stecken sie drin:
Silizium	Beeren, Kartoffeln, Mais, Vollkorngetreide wie Hirse, Gerste, Weizen, Salatgurken, Vollkornreis, Zwiebeln
Schwefel	Eier, Fisch, Fleisch, Hülsenfrüchte, Kartoffeln, alle Kohlsorten, Knoblauch, Milch, Nüsse, Radieschen, Rettich-Samen, Zwiebeln
Zink	Eier, Erbsen, Fleisch, Fisch, Haferflocken, Hirse, Käse, Linsen, Meeresfrüchte, Nüsse, Sojaprodukte, Sonnenblumenkerne, Vollkorngetreide
Magnesium	Amaranth, Ananas, Aprikosen, Avocado, Bananen, grünes Gemüse, Himbeeren, Kakao, Kiwis, Kürbiskerne, Mandeln, Meeresalgen, Milchprodukte, Quinoa, Sesam, Sonnenblumenkerne, Vollkorngetreide
Kalzium	Brokkoli, Grünkohl, Hartkäse, Haselnüsse, Hülsenfrüchte, Joghurt, Milchprodukte, Sojaerzeugnisse, Spinat, Vollkorngetreide
Eisen	Aprikosen, Fleisch, Hirse, Hülsenfrüchte, Ingwer, Kürbiskerne, Leber, Minze, Petersilie, Spinat, Thunfisch, Vollkorngetreide, Vollkornreis, Weizenkleie, Zimt
Selen	Eier, Hirse, Hülsenfrüchte, Kokosnüsse, Knoblauch, Milchprodukte, Paranüsse, Sesam, Soja, Sonnenblumenkerne, Steinpilze, Vollkorngetreide
Aminosäuren	Champignons, Fisch, Fleisch, grünes Gemüse, Kichererbsen, Molkereiprodukte, Nüsse, Sojabohnen, Vollkornprodukte

Vitalstoffe	Hier stecken sie drin:
Vitamin A (Retinoll)	Aprikosen, Avocado, grünes Blattgemüse, Karotten, Käse, Kürbis, Meeresfrüchte, Milch, Muskelfleisch, Paprika, Rapsöl, Rote Bete, Süßkartoffeln, Tomaten, Zitrusfrüchte
Vitamin C	Frisches Obst (Ananas, Äpfel, Erdbeeren, Himbeeren, schwarze Johannisbeeren, Kiwis, Sanddorn, Zitrusfrüchte, etc.), Brokkoli, Kartoffeln, alle Kohlsorten, Paprika, Spinat, Sauerkraut
Vitamin E	Avocados, Butter, Eier, viele Fische, Johannisbeeren, Mangos, Nüsse, kalt gepresste Pflanzenöle, Samen, Vollkorngetreide
Biotin	Bierhefe, grünes Blattgemüse, Eier, Erdnüsse, Fisch, Haferflocken, Hülsenfrüchte, Käse, Kohl, Leber, Milch, Pilze, Reis, Walnüsse
Panthenol	Eidotter, Forellen, Geflügel, grünes Gemüse, Haferflocken, Hefe, Kartoffeln, Lachs, Makrelen, Milchprodukte, Pilze, mageres Rind- und Schweinefleisch, Wassermelonen, Weizenkeime
Vitamin B6	Bananen, Fisch, Hühnerfleisch, Kartoffeln, Linsen, Vollkorngetreide
Vitamin B12	Eier, Fisch, Käse, Leber, Milch, Sauerkraut
Folsäure	Leber, Spinat, Tomaten, Vollkorngetreide
Coenzym Q 10	Fleisch, Geflügel, Jungspinat, Mais, Nüsse, Sardinen, Sesamöl, Soja, Vollkornweizen, Zwiebeln

Vorsicht Zucker!

Süßes ist leider ein großer Verführer. Die meisten Menschen gönnen sich gerne mal Süßigkeiten. Doch neben Alkohol- und Nikotinkonsum ist die sogenannte Verzuckerung der Gewebefasern eine der Hauptursachen für vermehrte Faltenbildung. Eine wichtige Voraussetzung für schöne und gesunde Haut ist gesundes Blut. Essen wir aber zu viel Zucker bzw. hoch-glykämisches Essen, das sich schnell in solchen umwandelt, steigt der Insulingehalt im Blut. Dieser erhöhte Blutzuckerspiegel schädigt unser Bindegewebe, da er die kollagenen Fasern verklebt und die Haut unelastisch macht. Laut Anti-Aging-Experten verursacht der hohe Insulinspiegel außerdem Mikroentzündungen, die das Kollagen und Elastin unserer Haut angreifen und somit ebenfalls für die vorzeitige Hautalterung verantwortlich sind.

Das heißt also, wir sollten hoch-glykämisches Essen wie Weißbrot, Weißmehlprodukte, gesüßte Limonaden und Erfrischungsgetränke, Chips, Cocktails und Pastagerichte aus Weißmehl u.v.a. nur in geringen Mengen zu uns nehmen.

Meine Lieblingsnahrungsmittel für die Schönheit

Aprikosen

Diese köstlichen Sommerfrüchte bieten uns überdurchschnittlich viel Niazin für die Nerven, Folsäure für das Zellwachstum und Pantothensäure (B5) für die Vitalität, den Fettabbau und schönes Haar. Des Weiteren enthalten sie Vitamin A und C, weitere B-Vitamine, sowie Kalium, Kalzium und Phosphor. Aprikosen sollen verjüngend wirken, die Stimmung verbessern, Müdigkeit und Konzentrationsschwäche beseitigen und vor freien Radikalen schützen. Sie kräftigen Schleimhäute, Haut, Haare, Nägel, verbessern das Blutbild, schützen vor UV-Strahlungen und steigern die Sehkraft. Na, wenn das nichts ist!

Leider sind Aprikosen nur in gewissen Jahreszeiten erhältlich. Eine Möglichkeit, sie das ganze Jahr zu genießen, ist Trockenobst. Geschwefelte Trockenfrüchte können jedoch ab einer gewissen Menge zu unangenehmen Begleiterscheinungen führen. Als ich einmal unbedacht fast eine ganze Packung geschwefelter Trockenaprikosen vertilgt habe, wurde ich von entsetzlichen Bauchkrämpfen und Kopfschmerzen gepeinigt. Ich habe dann erfahren, dass ich da keine Ausnahme war. Seitdem bevorzuge ich die farblich unattraktivere, ungeschwefelte Variante aus dem Naturkostladen.

Zu meiner großen Freude habe ich jedoch irgendwann entdeckt, dass es auch tiefgekühlte Aprikosen gibt, die ich seitdem oft und gerne leicht angetaut anstelle von Süßem knabbere.

Tiefkühlkost? Ja, ich empfehle hier an verschiedenen Stellen Tiefkühlprodukte und nein, ich bin nicht am Umsatz irgendwelcher fahrenden Kühlschränke beteiligt. Ich weiß nur schlicht und ergreifend wie schwierig es ist, immer frische Himbeeren, Erbsenschoten oder Aprikosen zu bekommen. Da sind gefrorenes Obst und Gemüse eine tolle Alternative. Denn nach meinem Kenntnisstand »erfrieren« Vitamine

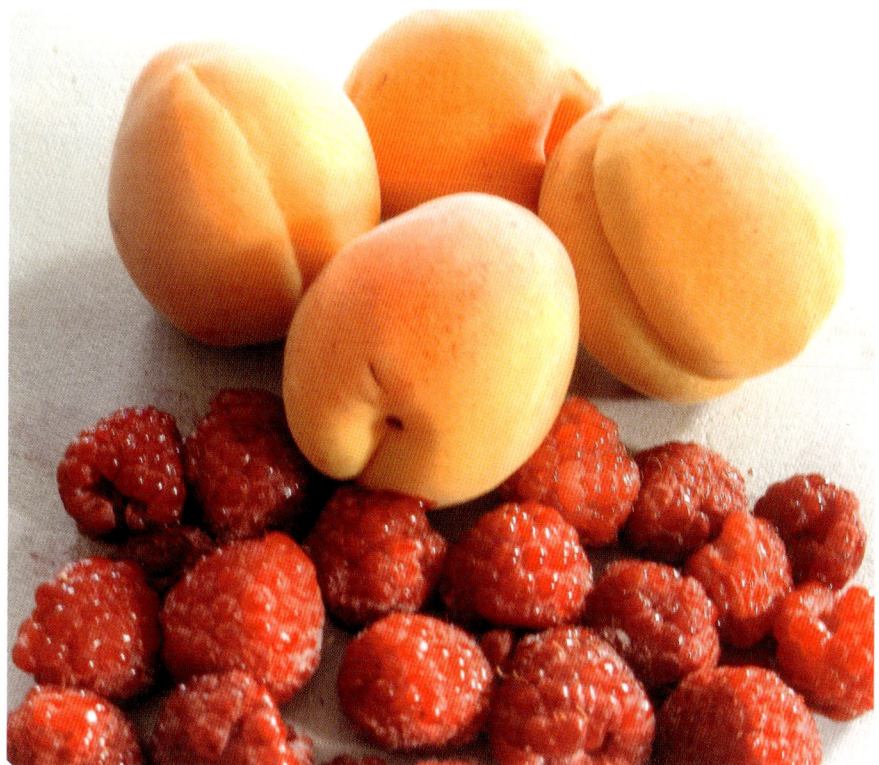

nicht, sie sind in ihrer Struktur nicht so komplex, dass die Kälte ihnen schaden würde. Das Gegenteil ist anscheinend sogar der Fall: Der Tiefkühlprozess bewahrt die Vitamine vor dem Zerfall! Denn bei gewöhnlichen Zimmertemperaturen überleben die meisten Vitamine im Gemüse nicht lange.

Himbeeren

Auch diese wundervollen Früchte haben leider nur eine kurze Saison, aber wenn es keine frischen gibt, verwende ich auch hier gefrorene. Sie schmecken gut und enthalten bemerkenswert viel Eisen und Vitamin C. Durch das Vitamin C kann der Körper das Eisen besonders gut verwerten. Kalzium, Folsäure, Magnesium und Kalium zählen zu den weiteren wertvollen Stoffen in Himbeeren. Ihre Flavonoide haben ei-

nen antioxidativen und blutreinigenden Effekt und sollen so entzünd-
liche Prozessen heilen und sogar vor Krebs schützen. Man sagt ihnen
eine antibiotische Wirkung nach und sie sollen ebenfalls den Stoffwechsel anregen, was sich wiederum positiv auf unsere Haut auswirkt.

Ich esse Himbeeren besonders gerne im Müsli zum Frühstück, zusammen mit viel frischem Obst, Vollkornflocken und einem Magerjoghurt.
So starte ich schon mit einer Vielzahl der wichtigsten Nährstoffe in den
Tag. Es ist lecker, sättigt nachhaltig und hilft dabei, das Gewicht zu halten. Unter anderem verwende ich dafür auch Sojaflocken:

Soja–Produkte

Soja kann man nicht nur als Tofu, Milch, Joghurt oder als Bohnen bekommen, sondern es gibt sie auch als Sojaflocken. Sojabohnen zählen
zu den Hülsenfrüchten. Sie enthalten viel hochwertiges pflanzliches
Eiweiß und sind damit für Vegetarier eine sehr gute Proteinquelle. Zudem enthalten sie Vitamin E und viele B-Vitamine, Kalzium, Magnesium, Eisen und Folsäure.

Soja soll die Hautalterung positiv beeinflussen. Verantwortlich dafür
sind die sogenannten Phytoöstrogene in Sojabohnen, die ähnlich wie
Östrogene wirken und sich somit auch positiv auf die Herzgesundheit
auswirken. Über den Nutzen von Soja im Klimakterium gibt es sehr wi-
dersprüchliche Forschungsergebnisse. Jedoch scheint ein normaler
Verzehr von Bio-Sojaprodukten in keinem Fall ein Problem zu sein. Von
der hoch dosierten medikamentösen Verabreichung als Hormonersatz
weicht man jedoch inzwischen wieder ab.

Das volle Korn

Vollkornprodukte sind deshalb so gesund, weil die wichtigen B-Vitamine, Mineralstoffe, Spurenelemente, Ballaststoffe und wertvollen ungesättigten Fettsäuren vor allem in den Randschichten und im Keimling des Getreidekorns enthalten sind. Beim Ausmahlen des Getreides zu Weißmehl gehen die meisten dieser wertvollen Stoffe verloren. In Weißbrot, Weißmehlprodukten, weißen Nudeln etc. sind daher außer Kohlenhydraten kaum noch Nährstoffe enthalten.

Viele Frauen sagen mir, dass sie Vollkornprodukte in ihrer Familie nicht durchsetzen können, der Familie schmecke es halt nicht. Bei meiner Familie war das jedoch kein Problem. Ich habe ihnen natürlich die vielen Vorteile erklärt, aber ich habe es auch einfach eingekauft und gekocht. Die Begeisterung ging so weit, dass wir unseren großen Sohn eine Zeit lang bitten mussten, bei Besuchen nicht immer auf Vollkorn zu bestehen. Und wenn unser Fünfjähriger gerne Pfannkuchen möchte, gibt es Vollkornpfannkuchen aus frisch gemahlenem Mehl. Wir Großen essen sie dann als Wraps gefüllt mit einem üppigen Salat, in dem z.B. Kichererbsen oder Kidneybohnen für die Proteine sorgen, und der Kleine genießt sie mit Apfelmus – und leider natürlich auch mit Zucker und Zimt!

Zimt ist jedoch auch ein äußerst effektives Naturheilmittel. Zimt senkt die Blutzuckerwerte und den Cholesterinspiegel. Gleichzeitig kurbelt Zimt als wärmendes Gewürz den Stoffwechsel an, was hilfreich sein kann, um Gewicht zu verlieren. Durch die angeregte Blutzirkulation sieht die Haut gleich frischer und praller aus. Zum anderen soll das im Zimt enthaltene Zimtaldehyd, die Kollagenbildung ankurbeln. Allerdings bitte immer den hochwertigeren Ceylon-Zimt kaufen, denn der gewöhnliche Zimt enthält sehr viel von dem natürlichen Aromastoff Kumarin und dieser kann ab einer bestimmten Menge leberschädigend wirken. Ceylon-Zimt dagegen enthält nur sehr geringe Mengen Kumarin und ist somit ein gesundheitlich wertvolles Gewürz.

Kurkuma

Wo wir gerade bei den Gewürzen sind: Kurkuma oder Gelbwurz ist ein asiatisches Gewürz, das aus meiner Küche inzwischen gar nicht mehr wegzudenken ist. Es gilt in Indien auf Grund seiner antioxidativen und entzündungshemmenden Wirkung als heilige Pflanze gegen viele Volkskrankheiten. Kurkuma wird auch bei uns seit vielen Jahren in der Alternativmedizin gegen zahlreiche Krankheiten wie Arthrose, Krebs, Diabetes und Alzheimer eingesetzt. Man geht inzwischen davon aus, dass es die Ausbreitung von Tumoren verhindern und vor Herzinfarkt schützen kann. Kurkuma-Wirkstoffe sollen bei Frauen nach der Menopause Östrogen-Defizite teilweise ersetzen können und dadurch Knochenschwund vorbeugen und stoppen. Kurkuma stimuliert auch die Produktion von Magensaft und Galle und hat dadurch einen positiven Effekt auf Magen-Darm-Probleme, die auf einer gestörten Fettverdauung beruhen. Und es ist ein wirkungsvoller Fatburner, denn wie alles was scharf schmeckt, regt auch Kurkuma die Fettverbrennung an. Da Kurkuma auch die Kollagenproduktion fördert, hat es eine positive Wirkung auf Haut und Haare.

Du weißt nicht, was du mit Kurkuma machen kannst? Dann probiere doch mal folgenden Drink als kleine Zwischenmahlzeit aus:

Kurkuma-Mango-Lassie

* 250ml Magerjoghurt oder Buttermilch
* 1 Mango
* 1 gestrichener TL Kurkuma
* 1 cm großes Ingwerstück
* Etwas Pfeffer (Kurkuma wirkt erst besonders gut mit Pfeffer)
* Saft einer Limette
* Etwas Honig oder Holunderblütensirup zum Süßen
* Eventuell Eiswürfel

Alle Zutaten kurz in einem Mixer pürieren und fertig ist der gesunde, leckere, indische Smoothie!

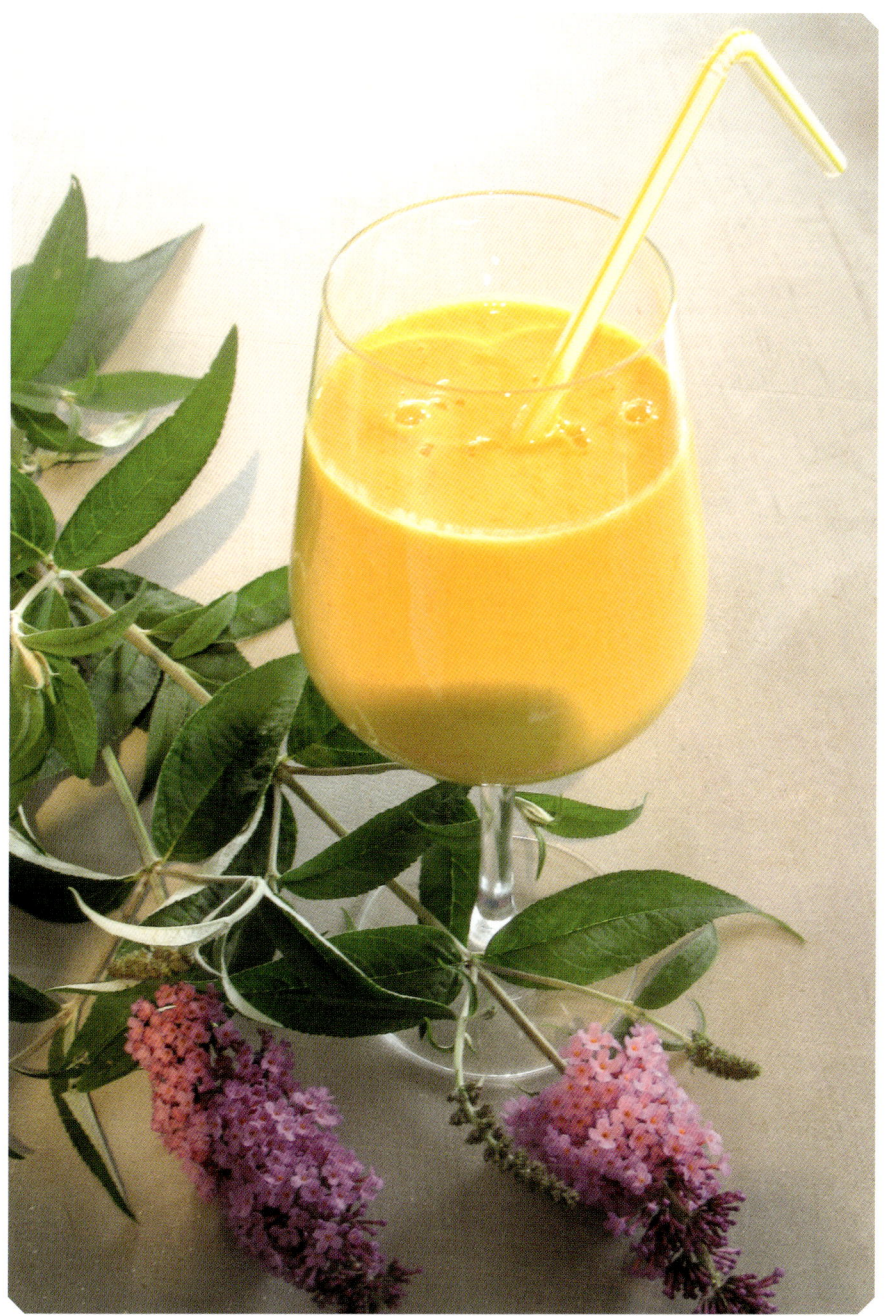

Kurkuma lässt sich aber auch in vielen herzhaften Gerichten, verwenden, zum Beispiel in einem köstlichen Krautsalat:

Weißkohl

Oder auch Kraut genannt, gehört ja zu der gesündesten Rohkost überhaupt, da es reich an Vitamin A, B, C und K ist. Auch die Mineralien Kalzium, Magnesium und Kalium sowie die Spurenelemente Phosphor, Eisen und Mangan sind in Fülle enthalten. Dem Kohl wird eine antibiotische Wirkung bescheinigt und er unterstützt den Körper bei der Entgiftung.

Das klingt ja alles wunderbar, nur gehörte der klassische Krautsalat leider nicht gerade zu meinen Lieblingsspeisen. Weißkohl stand deshalb jahrelang nie auf meinem Einkaufszettel. Bis ich folgende Variante aus ganz fein geraspeltem Weißkraut mit Walnüssen, Kürbiskernen oder Sonnenblumenkernen und einer köstlichen Sauce kennenlernte, die ich bergeweise verspeisen kann:

Goldener Krautsalat

* 8 EL hochwertiges Pflanzenöl
* Saft von einer Zitrone
* 1 EL Honig
* 1 Knoblauchzehe (kann man natürlich weglassen)
* 1 Stück Ingwer
* Salz, Pfeffer, Curry und reichlich Kurkuma zum Abschmecken.

Wenn du willst, kannst du auch noch Obst, wie zum Beispiel Orangen, Mandarinen, Mango, Äpfel oder Ananas reinschneiden. Da sind deiner Experimentierfreude keine Grenzen gesetzt. Den Salat am besten etwas ziehen lassen, dann schmeckt er noch besser!

Das Dressing eignet sich übrigens auch für viele andere Salate. Du kannst es variieren, indem du Kurkuma und Ingwer weglässt und stattdessen einen EL Senf dazunimmst. Einfach mal ausprobieren!

Ein ebenso ungewöhnlicher, köstlicher Salat aus rohem Gemüse ist Spargelsalat:

Spargel

Die wenigsten wissen, dass Spargel auch roh zu genießen ist. Neben den Vitaminen A, B 1, B 2, C, E und Folsäure enthält er reichlich Kalium, Phosphor, Kalzium und Asparagin. Spargel wirkt stark entwässernd und hilft Wassereinlagerungen im Gewebe zu beseitigen. Er ist also auch toll zum Abnehmen. (Vorsichtig beim Genuss von Spargel sollte man allerdings sein, wenn man an Nierensteinen leidet oder erhöhte Harnsäurewerte im Blut hat.)

Spargelsalat

Ein Pfund Spargel ganz normal schälen und in Scheiben schneiden. Besonders dicke Stangen kann man auch der Länge nach teilen. Eine Packung Räucherlachs in kleine Streifen zerteilen und ca. eine Tasse frische oder tiefgekühlte Erbsen dazu geben. Keine Sorge, grüne Erbsen dürfen im Gegensatz zu anderen Hülsenfrüchten roh genossen werden!

Dazu gibt es eine Vinaigrette aus:

* 8 El Olivenöl
* 3 EL weißem Balsamico
* 1 TL mittelscharfem Senf
* 1 TL Honig
* 1 Bund frischem Dill
* und Salz und Pfeffer

Alles schön verquirlen und über den Salat geben.

Ist die Spargelsaison dann vorbei, kann man das Rezept auch mit Zucchini abwandeln, die man entweder in schmale Spalten teilt oder mit einem Spiralschneider zu einem lustigen Spaghetti-Salat variiert.

Auch Zucchini enthalten die Vitamine A, C, K und die Vitamine B1, B2 und B6. Und ihr Gehalt an Kalium, Kalzium und Phosphor, Eisen und Magnesium ist ebenfalls nicht unbeträchtlich.

Kichererbsen

Kichererbsen sind ausgesprochen gesunde Hülsenfrüchte, die rund 20 Prozent Eiweiß mit einem hohen Anteil an essenziellen Aminosäuren enthalten. Sie stecken voller Vitamin A, B6, C, E und K, Kalzium, Phosphor, Kalium, Zink, Magnesium, Eisen und ich finde sie zudem auch noch extrem schmackhaft! In der arabischen Küche findet man sehr viele wunderbare Rezepte mit Kichererbsen. Hier eine Variante, die du natürlich al Gusto erweitern und verändern kannst:

Kichererbsen-Salat:

※ Eine große Dose Kichererbsen
   (noch besser schmecken sie natürlich frisch
   eingeweicht und selber gekocht)
※ 4 große, fein gewürfelte Tomaten
※ 3 rote bzw. weiße Gemüsezwiebeln (wer Probleme mit rohen Zwiebeln hat, weiche diese mindestens 15 Minuten in Salzwasser ein, dann verlieren sie ihre Schärfe)
※ 2 EL Kapern
※ 1 Bund Rucola
※ 2 rote Paprika

Für die Sauce püriere ich eine Knoblauchzehe mit 6 EL Olivenöl, 3 EL Balsamico, etwas Wasser, Pfeffer, Salz und je nach Geschmack noch Kreuzkümmel, Cayennepfeffer oder Kurkuma.

Manche Menschen essen ungern Hülsenfrüchte, da sie zu Blähungen neigen. Da kann es helfen, die Hülsenfrüchte vor der Zubereitung über Nacht einzuweichen, das Wasser anschließend wegzugießen und das eventuell sogar ein bis zwei Mal während der Einweichzeit zu wiederholen. Zudem kann man blähungshemmende Gewürze wie Bohnenkraut, Koriander, Kümmel, Kreuzkümmel, Bockshornklee, Kurkuma, Dill, Cayennepfeffer oder auch Ingwer verwenden.

Öle

Für alle Salate und kalten Gerichte ist kalt gepresstes, natives Speiseöl die erste Wahl. Besonders reich an mehrfach ungesättigten Fettsäuren sind beispielsweise Kürbiskernöl, Traubenkernöl, Walnussöl und Weizenkeimöl. Diese besonders gesunden Öle sind jedoch nicht zum Kochen oder Braten geeignet, da sie sehr hitzeempfindlich sind.

Kokosfett galt lange Zeit wegen seines hohen Anteils an gesättigten Fettsäuren als ungesund, doch inzwischen sagt man ihm nach, dass es leicht verdaulich und gut bekömmlich ist. Zudem hat es einen hohen Rauchpunkt von 185-205 Grad Celsius. Beim scharfen Anbraten ist also das Risiko gering, dass sich schädliche Zerfallsprodukte bilden. Außerdem spritzt es bei hohen Temperaturen nicht.

Nicht ganz so hitzebeständig ist kaltgepresstes Olivenöl, das 130-180 Grad Celsius verträgt und sich somit auch zum Anbraten bei mittleren Temperaturen eignet.

Die ungesättigten Fettsäuren in kalt gepressten Ölen haben einen hohen Vitamin-E-Anteil. Außerdem wird ihnen ein schützender Effekt vor Herz-Kreislauf-Erkrankungen zugesprochen. Die meisten raffinierten Öle haben einen Rauchpunkt von 200 Grad Celsius oder höher. Sie eignen sich daher hervorragend zum Braten und Frittieren. Allerdings geht beim Raffinieren auch ein Teil des in den Ölen enthaltenen Vitamin E verloren.

Trink dich schön

Wasser

Unser Körper besteht zu 70-80% aus Wasser. Wir müssen daher mindestens 1,5 Liter oder besser noch mehr natürliches Wasser trinken, um frisch auszusehen und länger zu leben. Vergleiche einfach eine frische, glatte Traube mit einer runzeligen, trockenen Rosine und es wird klar, was der armen Rosine fehlt: Ihr wurde einfach das gesamte Wasser entzogen. Damit unserer Haut im Laufe der Jahre nicht dasselbe passiert, ist es enorm wichtig, jeden Tag genügend natürliches Wasser zu trinken. Und zwar am besten ohne Kohlensäure, denn auch diese leistet wieder einen ungünstigen Beitrag zur Übersäuerung unseres Körpers. Mein Teenagersohn ist mir da ein großes Vorbild: Er trinkt morgens nach dem Aufstehen und vor jeder Mahlzeit drei kleine Gläser Wasser. Am Morgen ist das Trinken wichtig, weil wir über Nacht immer etwas dehydrieren und daher morgens den Flüssigkeitsspeicher wieder auffüllen müssen. Vor den Mahlzeiten regt das Wasser den Stoffwechsel an. Und außerdem ist der Magen schon voll und wir essen dann nicht mehr, als eigentlich nötig ist.

Wasser reinigt den Körper und hilft zudem der Haut dabei, schädliche Stoffe auszuscheiden. Auch wasserreiches Obst und Gemüse können der Haut bei der Ausleitung von Schadstoffen helfen. Wasser verbessert die Fettverbrennung und erhöht den Stoffwechsel auf natürliche Weise. Selbstverständlich sind auch Kräutertees und verdünnte Fruchtsäfte sehr zu empfehlen.

Grüner Tee

Grüner, das heißt nicht fermentierter Tee, enthält Polyphenole, also besondere Antioxidantien, wie Theobromin, Vitamin B, E und C, natürliches Fluorid, Zink und Flavonoide und schützt somit die Haut vor freien Radikalen. Grüner Tee hilft aber nicht nur, die Alterungsprozesse zu verlangsamen, er kann sogar das Krebsrisiko reduzieren. Grüner Tee soll auch helfen, Herzkrankheiten und Schlaganfällen vorzubeugen, da er den Cholesterin- und Fettstoffwechsel beschleunigt. Somit unterstützt er uns beim Abnehmen, was ja auch ein ewiges Frauenthema ist. Er soll dabei nicht nur die Cholesterinwerte senken, sondern auch das Verhältnis von »gutem« (HDL) zum »schlechten« (LDL) Cholesterin verbessern, indem er den LDL-Spiegel reduziert.

Ingwer-Tee

Ingwer sorgt für schöne Haut, indem er den Stoffwechsel stark ankurbelt, da er durch seine Schärfe für eine erhöhte Durchblutung im Körper sorgt. Seine wärmende Kraft hilft dem Körper, Gifte und Schadstoffe schneller auszuscheiden. Ingwer ist deshalb auch besonders für Diäten geeignet. Die Gingerole, die ätherischen Öle im Ingwer, unterstützen den Prozess des Abnehmens und wirken entzündungshemmend, entwässernd, beugen Arteriosklerose vor, schützen vor freien Radikalen und sind sehr hilfreich bei Übelkeit und Erbrechen. Eine wunderbare Knolle also, sowohl als Gewürz wie auch als Tee.

Für Ingwer-Tee kannst du ein daumengroßes Stück Ingwer fein hobeln oder raspeln, mit etwa 500 ml kochendem Wasser übergießen und 7 Minuten ziehen lassen. Ich schäle den Bio-Ingwer meistens nicht, aber das kann jeder machen wie er will. Wer möchte, kann den Tee auch zusammen mit etwas frischer Minze kochen und nach Belieben mit Honig und frischem Zitronensaft abschmecken. Im Winter wärmt dieser Tee durch und durch bis in die Zehenspitzen und im Sommer kann man ihn eisgekühlt als belebendes Erfrischungsgetränk genießen.

Vitaminbombe Bier

Bier ist durch die enthaltene Bierhefe eine echte Vitaminbombe. Besonders die B-Vitamine Riboflavin, Pyridoxin, Biotin, Folsäure, Pantothensäure und Niacin kommen darin vor. Bier enthält auch reichlich Kalium, Magnesium, Kalzium und Zink. Da Alkohol jedoch grundsätzlich und insbesondere für die Haut nicht gesundheitsfördernd ist, empfehle ich die alkoholfreie Variante!

Kosmetik

Nachdem wir uns bereits intensiv mit der Muskulatur unter der Haut und ihrer Ernährung von innen beschäftigt haben, will ich hier noch einige Gedanken zur äußeren Ernährung und Pflege der Haut und zu Verschönerungsmaßnahmen durch Make-up anfügen.

Hautpflegetipps

Natürlich sollten wir unser Gesicht regelmäßig abends von alten Cremeresten, Schmutzpartikeln und Make-up-Resten befreien, sanft reinigen und anschließend mit einer guten Nachtcreme pflegen. Auch morgens nach dem Aufstehen freut sie sich, wenn wir abgestorbene Hautschüppchen, Schweiß und Talg entfernen und dann eine Tagescreme (möglichst mit Lichtschutzfaktor) auftragen.

Zum Entfernen des Augen-Make-ups ist ein spezieller Augen-Make--up-Entferner zu empfehlen. Man kann aber auch einfach Olivenöl auf einem angefeuchteten Wattebausch verwenden. Wichtig ist, hierbei wirklich sanft und vorsichtig vorzugehen, da die Haut um die Augen besonders empfindlich ist. Und achte darauf, dass du beim Abschminken keine Stirnfalten machst. Falls du dazu neigst, die Stirn dabei zu kräuseln, lege einfach die freie Hand auf die Stirn und glätte sie.

Für die Reinigung des restlichen Gesichtes kann natürlich eine gute Reinigungsmilch und/oder ein gutes Gesichtswasser verwendet werden.

Bei einer normalen Haut darf es aber auch mal ein ganz normaler Waschlappen sein, nach Bedarf mit etwas milder Waschsubstanz, mit dem man mit zart kreisenden Bewegungen die Haut gut reinigen und dabei gleich die Durchblutung fördern kann. Dabei bitte immer von innen unten nach außen oben massieren.

Das gilt auch für das Eincremen. Verteile eine ausreichende Menge Creme an mehreren Stellen im Gesicht, auf dem Hals und dem Dekolleté und streiche sie dann vom Dekolleté aus in sanften Bewegungen nach oben und außen.

Dabei kannst du gleich die hinter dem oberen Brustbein liegende Thymusdrüse stimulieren, indem du einige Male locker mit allen zehn Fingern klopfend über das Dekolleté wanderst. Die Thymusdrüse steuert die körpereigene Abwehr von Infektionen und den Energiestrom im Körper. Stress, emotionale Unausgeglichenheit, Angst und Streit hingegen schwächen die Thymusdrüse. Du kannst während des Klopfens ruhig etwas summen und sogleich wirst du spüren, wie deine Energie erwacht und Entspannung entsteht. Diese Übung machen Schauspieler und Sänger gerne vor ihren Auftritten, um die Nervosität in Griff zu bekommen, die Konzentrationsfähigkeit zu steigern und die Resonanzen des Körpers zu stimulieren. Aber sie ist auch einfach ein schöner Muntermacher!

Am Hals verteile ich die Creme, indem ich das Kinn hochrecke wie bei der Übung »Kiss the sky« und die Creme mit beiden Händen abwechselnd vom Schlüsselbein hoch bis unter die Kinnlinie einmassiere. Damit habe ich schon zwei Mal täglich eine gute »Doppelkinnmassage«!

Wirkstoffe in Kosmetika: Der schöne Schein

Die Versuchung ist groß, den Versprechen der Hersteller Glauben zu schenken. Die Hoffnung, Jugendlichkeit und Faltenfreiheit ließen sich einfach zurück ins Gesicht schmieren, lassen sich viele Menschen eine Menge Geld kosten. Doch Kosmetik ist oft bei Weitem nicht so gesund und hilfreich, wie uns die Hersteller und die Werbung glauben machen wollen. Im Gegenteil. Da ich selbst schon Werbung gemacht habe, weiß ich, welch unglaubliche Geldsummen investiert werden, um dem Verbraucher ein Produkt nahezubringen. Bei mir hat sich daraus ein gewisses Misstrauen gegenüber sehr stark beworbenen Produkten entwickelt. Ich vermute, dass bei so hohen Marketingkosten in so manchem Fall nicht mehr genug Geld für gute Inhaltsstoffe übrig ist. Das ist vielleicht eine etwas provokante These, aber sicher nicht völlig aus der Luft gegriffen.

Viele Inhaltsstoffe von Kosmetika wirken nur sehr oberflächlich. Zum Beispiel Kollagen: Es wird oft in Antifaltencremes verwendet, aber auch in Mascara und Lippenstift, da es die Wimpern fülliger und die Lippen praller wirken lässt. Doch Kollagen- und Elastin-Hydrolysat, die häufig verwendeten Inhaltsstoffe in solchen Pflegeprodukten, regen nicht wirklich die Kollagenproduktion der Haut an, da sie auf Grund ihrer Molekülgröße gar nicht tief genug in die Haut eindringen können. Das dürfen kosmetische Produkte auch gar nicht, weil sie sonst unter das Arzneimittelgesetz fallen würden. Stattdessen bilden sie einen Film auf der Haut, der diese vor Austrocknung schützt und das an das Kollagen gebundene Wasser auf der Haut hält. Immerhin erhält man damit direkt nach dem Auftragen eine glatte, samtige Haut.

Erdöl-Produkte hingegen wirken sogar kontraproduktiv. Sie werden oft als Basis in Gesichtscremes eingesetzt, weil sie die Haut etwas aufquellen und Fältchen so weniger sichtbar erscheinen lassen. Tatsächlich aber bleibt die Haut unter dieser Schicht Paraffin trocken und auf Dauer entstehen Falten eher, als dass sie verschwinden. Öko-Test mutmaßt sogar, dass diese Erdölstoffe die natürlichen Regulationsmechanismen stören und sich in Leber, Nieren und Lymphknoten anreichern.

Oder das Thema Lippenstifte: Rote Lippen soll man küssen, denn zum Küssen sind sie da ...! Jahrelang habe ich diesen Song in einer Revue am Theater geträllert und natürlich kiloweise roten Lippenstift benutzt!

Lippenstift gehört zu den am häufigsten verwendeten dekorativen Kosmetikprodukten. Angeblich vertilgt eine Frau durchschnittlich circa 3,5 kg Lippenstift in ihrem Leben! Na, Mahlzeit! Denn laut einer amerikanischen Studie der Universität von Kalifornien findet man in den Lippenstiften aller großen führenden Markenhersteller erschreckende Mengen an gesundheits-gefährdendem Aluminium, Cadmium, Blei, Titan sowie anderen Toxinen.

Immer wieder tauchen solche alarmierenden Untersuchungen über nutzlose oder sogar krank machende, gefährliche Inhaltsstoffe in allen Sorten von Kosmetika auf und ich halte es für wichtig, darüber in einem gewissen Umfang Bescheid zu wissen. Deshalb habe ich im Anhang eine Liste mit problematischen Inhaltsstoffen mitsamt ihren Wirkungen zusammengestellt. Nach meinem Informationsstand sollten wir diese Stoffe unbedingt meiden!

Doch im Alltag fühle ich mich selbst nach intensiver Beschäftigung mit dem Thema oft überfordert, die Inhaltsstoffe eines Produkts im Laden stehend zu beurteilen. Noch hinzukommt, dass diese meistens in einer Schriftgröße deklariert sind, die kaum jemand lesen kann. Deshalb kaufe ich inzwischen fast ausschließlich zertifizierte Naturkosmetik. Es ist nicht mehr so, dass man für Naturkosmetik immer viel tiefer in die Tasche greifen muss, da inzwischen auch die Drogerien gute und günstige Natur-Produktlinien anbieten. Eine mir zuverlässig erscheinende Informationsquelle ist die Zeitschrift Öko–Test, die in regelmäßigen Abständen Hautcremes, Duschgels, Deos, Shampoos und auch dekorative Kosmetik untersucht und beurteilt.

Bei aller Diskussion um mehr oder weniger bedenkliche Stoffe, darf man aber auch nicht vergessen: Die Dosis ist entscheidend. Unsere Körper sind stark und können einiges verkraften. Doch die Menge an Schadstoffen in Kosmetika erfordert bewusste Entscheidungen.

Einige Pflegeprodukte kannst du allerdings auch einfach und frisch selbst zubereiten! Dann weißt du auch am besten, was drin ist!

Natürliche Schönheitsrezepte

Masken

Hautmasken dienen dazu, die Haut tiefer und intensiver zu nähren, als eine Creme das kann. Anstatt eine Hautmaske zu kaufen, kann man sie auch schnell und günstig selber machen, wie zum Beispiel:

Die Avocadomaske

Die frischen Avocadofrüchte enthalten reichlich ungesättigte Fettsäuren sowie Vitamin A und E und tun besonders der trockenen Haut gut.

Püriere eine viertel bis halbe Avocado zusammen mit 1 TL frischen Zitronensaft. (Die Avocado einfach nur zu zerdrücken funktioniert nicht wirklich gut, da immer kleine Bröckchen übrig bleiben, die dann vom Gesicht fallen.) Wenn du möchtest, kannst du die Masse auch noch mit einem Eiweiß oder alternativ mit 1 TL Honig und 1 EL Quark verquirlen. Probiere einfach aus, welche Variante dir am besten gefällt.

Die Maske auf das gereinigte Gesicht auftragen und 20 Minuten lang einwirken lassen. Anschließend mit einem warmen, feuchten Waschlappen wieder abnehmen.

Da sich eine halbe Avocado nur schwer pürieren lässt, püriere ich meistens eine ganze Avocado mit Zitronensaft, nehme dann einen kleinen Teil ab und verarbeite ihn zur Maske weiter, und der Rest wird gewürzt und als Brotaufstrich genossen.

Die Karottenmaske

Auch sie hilft gegen trockene Haut. Dafür 2 TL Karottensaft, am liebsten frisch, ein Eigelb und 2 Tropfen Olivenöl vermischen. Die Maske mit den Fingern oder einem breiten Pinsel auf das gereinigte Gesicht auftragen und 20 Minuten lang einwirken lassen. Anschließend mit einem warmen, feuchten Waschlappen wieder abnehmen.

Achtung: Die Haut wird bei dieser Maske leicht orangebraun gefärbt!

Die Heilerde-Arganöl–Maske

Diese Maske ist gut bei Hautunreinheiten und pflegt auch gleichzeitig!

Vermische 5 Esslöffel Heilerde mit lauwarmem Wasser zu einer dickflüssigen Paste. Dann mische unter die Paste 1 Esslöffel Arganöl. (Achte darauf, dass die Mischung schön streichfähig ist. Im Zweifelsfall noch etwas Heilerde hinzugeben.) Die Paste mit einem Pinsel auftragen – dabei Mund und Augen aussparen – und so lange auf der Haut lassen, bis die Maske vollständig getrocknet ist. Das dauert ungefähr 15 Minuten.

Danach alles mit lauwarmem Wasser abwaschen.

Hausmittel gegen Augenringe

Bei stark geschwollenen Augen oder besonders starken Augenringen kann Tee sehr gut helfen. Brühe zwei Teebeutel mit schwarzem oder grünem Tee mit sehr wenig Wasser auf und lasse ihn 5 Minuten ziehen. Drücke die Beutel dann aus und lasse sie abkühlen. Am besten legst du sie eine Weile in den Kühlschrank. Jetzt lege dich drei Minuten mit den Teebeuteln auf den Augen hin und entspanne dich! Die Gerbsäure des Tees sorgt zusammen mit der Kühle dafür, dass sich die Zellen zusammenziehen, was die Augen strahlender wirken lässt!

Gesichtswasser

Ein ganz einfaches erfrischendes Gesichtswasser kann man herstellen, indem man aus ca. einem Teelöffel Rosmarin einen Viertelliter Tee zubereitet und nach zehnminütigem Ziehen noch etwas Zitronensaft hinzugibt. Alles sehr fein filtern und in eine Flasche abfüllen. Das hält sich je nach Temperatur und Verbrauch einige Zeit im Badezimmer, aber natürlich noch besser im Kühlschrank.

Nachtcreme

Statt einer Nachtcreme nehme ich manchmal gerne einfach ein gutes Öl, vor allem Argan- oder Aprikosenkernöl. Von beiden habe ich mir im Bioladen kleine Probier-Fläschchen gekauft, die gut ins Badezimmer passen.

Arganöl

Das aus Marokko kommende Arganöl ist besonders wertvoll, da es zu ungefähr *80 Prozent aus ungesättigten Fettsäuren* besteht, die eine wichtige Rolle bei der Zellbildung der Haut spielen. Durch seinen hohen Gehalt an Vitamin E *reguliert es den Feuchtigkeitshaushalt der Haut* und hat zudem eine anti-oxidative Wirkung, es ist also auch ein toller »Radikalenfänger«.

Arganöl kann wunderbar pur aufgetragen werden. Es enthält Carotinoide, die der Haut ein jüngeres Aussehen verleihen, und Saponine, die Entzündungen lindern und Falten reduzieren, indem sie den Säureschutzmantel wiederaufbauen. Diese dünne Schicht auf der Hautoberfläche ist für die Geschmeidigkeit der Haut unerlässlich und hat eine antimikrobielle Schutzfunktion. Arganöl unterstützt auch die Regeneration von vernarbter und sonnenverbrannter Haut.

Ich verwende Arganöl gerne abends vor dem Schlafengehen, denn nach dem Einreiben glänzt das Gesicht. So kann das Öl in der Nacht seine ganzen Wirkstoffe entfalten.

Aprikosenkernöl

Dieses feine, stark Linolsäure-haltige Öl eignet sich ganz besonders für die reifere, empfindliche und feuchtigkeitsarme Haut. Es ist mild, wenig fettend und zieht relativ schnell in die Haut ein.

Aprikosenkernöl wird eine festigende und zellerneuernde Wirkung nachgesagt. Sein antibakterieller Effekt beruhigt auch schuppige und rissige Haut und wirkt auffrischend bei einem blassen Teint.

Peeling

Es ist sehr sinnvoll, die Haut ab und zu von alten Hautschüppchen und Make-up-Resten zu befreien. Dafür gibt es auch hochwertige natürliche Peelings zu kaufen.

Die in vielen synthetischen Peelings enthaltenen Mikroplastikkügelchen können zwar nicht in die Haut eindringen und sind deshalb nicht schädlich für den Körper, aber sie belasten unsere Umwelt. Sie werden ins Abwasser gespült, wo sie wie die meisten Plastiksorten mehr als 100 Jahre brauchen, um abgebaut zu werden.

Viel günstiger und umweltverträglicher ist es, einfach eine kleine Gesichtsbürste zu benutzen. Mit dieser kann man schon unter der Dusche mit sanften kreisenden Bewegungen das Gesicht reinigen. Wichtig dabei ist nur, immer mit sanften Kreisen nach oben und außen zu massieren. Du kannst dir auch zwei ganz einfache Massagehandschuhe aus Nylon besorgen, mit denen du dir mit einem guten Duschgel wunderbar schon morgens in der Dusche ganz vorsichtig das Gesicht und den gesamten Körper massieren kannst.

Haarpflege

Auch für die Haare gibt es eine Menge Dinge aus dem Kühlschrank und der Vorratskammer, die ihnen guttun.

Haarfestiger

Bier (am besten alkoholfreies) ist ein sehr guter Haarfestiger. Es verklebt die Haare nicht, sondern schenkt ihnen Halt und einen feinen Glanz. Einfach nach der Haarwäsche ein Glas Bier über die Haare gießen und trocknen lassen oder föhnen. Keine Angst, der Biergeruch verflüchtigt sich vollständig. Man kann das Bier auch in eine Sprühflasche füllen und auf die trockenen Haare sprühen.

Haarspülung

Eine Tasse Kamillentee mit 2 EL durchgesiebtem Zitronensaft verleihen dem Haar schönen Glanz, besonders bei blondem und brünettem Haar.

Aber vorsichtig, es hellt die Haare auch ganz leicht auf! Du kannst auch einfach einen Schuss Apfelessig ins letzte Spülwasser geben, auch das bringt tollen Glanz!

Haarkur

Das beste Hausmittel gegen kaputte Haare ist eine Ölpackung aus Olivenöl, Mandelöl oder Arganöl. Dazu das Öl in die gestressten Haare kneten und dann den Kopf mit Frischhaltefolie bedecken und mit einem Handtuch umwickeln. Durch die Wärme kann das Öl seine Wirkung besser entfalten. Nach etwa zwei Stunden wird die »Kopfbedeckung« abgenommen und das Haar mit einem milden Shampoo ausgewaschen.

Oder du machst eine stärkende Haarkur aus 2 Eigelb, 3 TL Honig und 1 TL Olivenöl. Alles gut vermischen und wie oben beschrieben anwenden.

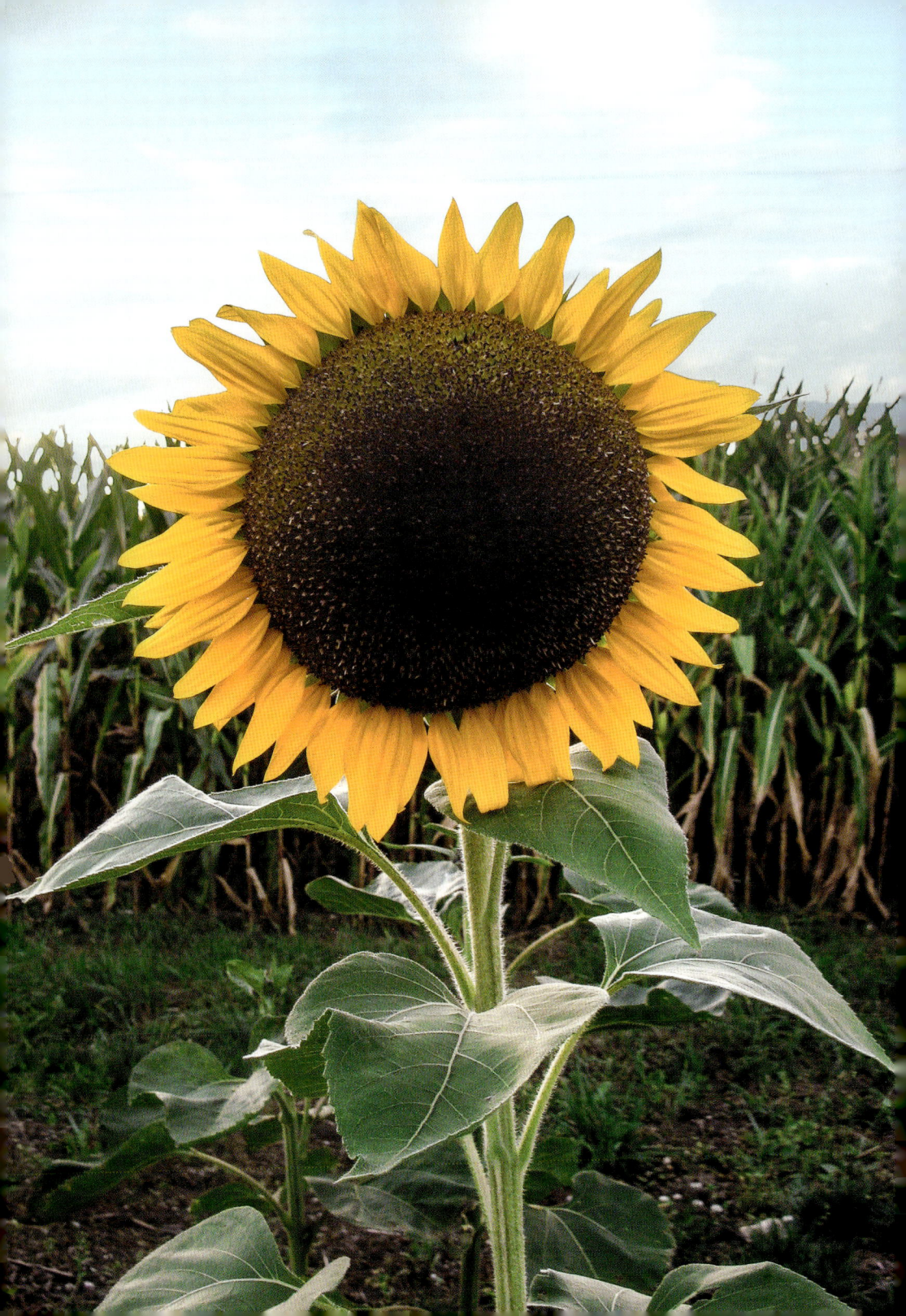

Sonnenschutz

Sonne ist toll, ich liebe sie und sie ist gesund, da der Körper durch sie Vitamin D bilden kann. Vitamin D spielt eine wichtige Rolle für den Stoffwechsel der Knochen und der Haut. Sonnenschein löst bei uns allen Glücksgefühle aus, doch die darin enthaltenen UV-Strahlen sind für die Haut gefährlich. Sie begünstigen das Entstehen von freien Radikalen, die die Hautalterung und damit die Faltenbildung beschleunigen. Deshalb sollten wir uns immer mit einem hohen Lichtschutzfaktor eincremen, und zwar von Jugend an. Anti-Aging-Maßnahmen beginnen mit dem Sonnenschutz in der Jugend. Als ich Kind und Jugendliche war, war das völlig unbekannt, und so habe ich in dieser Zeit leider auch diverse Sonnenbrände gehabt.

Doch Sonnenschutzmittel sind immer noch ein sehr schwieriges Terrain. Die Naturkosmetik bietet eigentlich nur den rein mineralischen Schutz an, der sich leider nicht besonders gut verteilen lässt. Die festen Mineralpartikel, die das UV-Licht reflektieren, legen sich bei diesen Cremes meist wie eine Paste auf die Haut. Einige wenige Sonnencremes aus dem konventionellen Sortiment scheinen aber auch dieses Jahr wieder den harten Kriterien der Öko-Tester halbwegs standgehalten zu haben.

Egal für welches Produkt wir uns entscheiden, wir sollten uns angewöhnen, auch zu Hause im Freien immer einen Lichtschutzfaktor aufzutragen und nicht erst, wenn wir ins Freibad gehen oder in Urlaub fahren. Zumindest auf Gesicht und Dekolleté. Ich weiß, wie schwer das fällt, denn auch ich schmiere nicht so gerne! Du kannst natürlich auch gleich morgens eine Tagescreme mit Lichtschutzfaktor nehmen oder testen, wie sich die Mischung von einer Tages- mit einer Sonnencreme anfühlt! Einfach ausprobieren!

»Besser gut geschminkt
als vom Leben gezeichnet!«

Make-up

Besser gut geschminkt als vom Leben gezeichnet! Dieser Spruch stammt natürlich auch wieder aus meinem Soloprogramm und ist hauptsächlich für einen Lacher gut. Doch es liegt auch ein Fünkchen Wahrheit darin. Schön geschminkt fühlen wir uns natürlich attraktiver und daraus resultiert wieder eine Zufriedenheit, die uns schön macht.

Schön geschminkt bedeutet für mich inzwischen ganz dezent geschminkt. Proportional zum Älterwerden hat bei mir die Dicke der Schminke abgenommen. Auf der Theaterbühne und abends für die Party darf es etwas mehr sein, aber für den Alltag bevorzuge ich so wenig Make-up wie möglich, denn das lässt mich deutlich jünger wirken. Wenn ich beim Drehen einer neuen Maskenbildnerin begegne, die mein Gesicht nicht kennt, muss ich sie meistens bremsen. Bei einem Augen-Make-up kommt ja zuerst der Lidschatten und dann die Wimperntusche. Jedoch bei meinen Augen reicht fast schon die Wimperntusche allein, denn zu viel Farbe macht mich ganz schnell älter.

Noch schlimmer ist es, wenn man mir noch dazu die Haare aufdreht.

Neulich war ich bei einem Werbedreh, bei dem mein vermeintlicher Ehemann und ich uns bereits im Auto zum Drehort kennenlernten. Bei hochsommerlichem Wetter hatte ich ein quietsch-buntes Kleidchen meines spanischen Lieblingslabels an und glatte offene Haare! Als ich nach der Maske und dem Fitting, bei dem mich die Kostümbildnerin der Rolle entsprechend in sehr »brave« Kleider steckte, mit ihm unseren Text durchgehen wollte, sah er mich erstaunt an und meinte: »Whow, du bist ja um Jahre gealtert!«

Holla die Waldfee, das war ja mal ein zweifelhaftes Kompliment. Aber bei genauerem Betrachten eben doch eines, nämlich für meine Wandlungsfähigkeit!

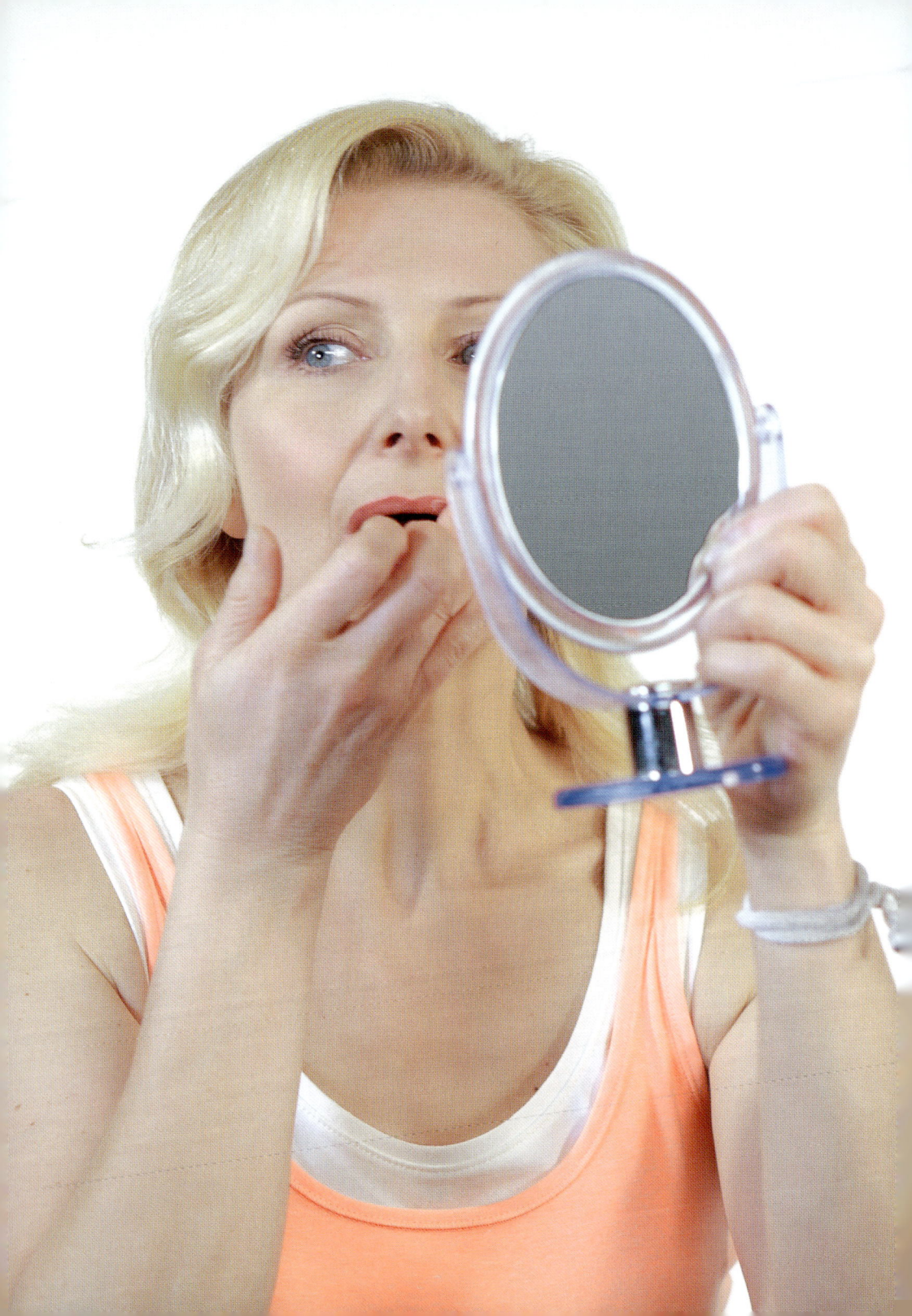

Schminktipps

Am besten wirkt dekorative Kosmetik doch dann, wenn sie unsere natürliche Schönheit unmerklich unterstreicht! Hier einige meiner Schminkerfahrungen:

Die Haut

Wie schon erwähnt braucht unsere Haut eine zu ihrem Typ passende Tagespflege. Bevor wir das Make-up auftragen, sollte diese vollständig eingezogen sein. Sonst kann es passieren, dass das Make-up sich nicht gut verteilen lässt oder fleckig wird. Oder du verwendest gleich eine getönte Tagescreme.

Doch ob Tagescreme oder Make-up, es ist in jedem Fall leider nicht einfach, das richtige Produkt zu finden. Denn auch in der dekorativen Kosmetik gibt es, wie schon erwähnt, sehr viele unschöne und besorgniserregende Inhaltsstoffe. Probiere aus, was für dich gut funktioniert. Ich habe lange konventionelles Make-up verwendet, da ich keine Naturkosmetik kannte, die nicht krümelte oder deutliche Farbspuren in den Poren hinterließ. Bei Mascara fand ich es noch schlimmer. Die war oft schon zwei Stunden nach dem Auftragen unter die Augen gerutscht. Doch in der letzten Zeit ist im Bereich Naturkosmetik viel passiert und es gibt inzwischen wunderbare natürliche Schminke, auch im günstigeren Drogeriebereich.

Betrachte einen Make-up-Ton immer erst bei Tageslicht, bevor du dich endgültig entscheidest. Probiere das Produkt in der Drogerie aus und sieh es dir dann im Freien und zu Hause an. Oder lass dir Proben mitgeben. So kannst du auch sehen, wie sich das Produkt auf deiner Haut im Laufe des Tages entwickelt. Ein Make-up soll uns verschönern, doch leider sehe ich allzuoft Frauen, denen das Make-up wie eine Maske auf dem Gesicht sitzt, weil es die falsche Farbe hat. Der Farbton muss optimal passen und die Konsistenz darf auf gar keinen Fall zu fest oder zu dick sein, sonst bilden sich schnell zusätzliche Mimikfalten und wir wirken nicht hübscher, sondern älter und zugekleistert.

Wenn du das richtige Make-up gefunden hast, brauchst du vielleicht auch noch die passenden Abdeckprodukte, um Hautunregelmäßigkeiten zu kaschieren. Dabei arbeitet man mit Komplementärfarben: ein grünes Abdeckprodukt neutralisiert Hautrötungen wie Rosazea und gelbe Abdeckprodukte blenden blaue Hauttöne wie dunkle Augenringe aus.

Diese Produkte klopfst du zart auf die betroffenen Stellen.

Trage jetzt dein Make-up mit Pinsel oder Schwämmchen in kreisenden Bewegungen dünn auf und verblende die Übergänge an Hals und um die Ohren mit den Fingern. Am besten spiegelst du dich noch einmal mit einem Zusatzspiegel von beiden Seiten, um zu kontrollieren, dass keine Schminkränder zu sehen sind.

Achte besonders darauf, dass das Make-up in der Nasenflügelfalte und um die Augenbrauen gut verteilt ist.

Wenn du willst, kannst du auch noch die Fältchen der Stirn und die Nasolabialfalten mit einem helleren Make-up–Ton und einem feinen Pinsel nachziehen und dann ganz vorsichtig eintupfen, damit kein Farbunterschied sichtbar ist. Damit gleicht man optisch die minimalen Schatten einer Falte aus. Denn eine Falte ist eine Vertiefung, in die das Licht nicht so gut reinkommt!

Wenn das alles stimmt, trage einen feinen Puder zur Fixierung auf. Ich benutze inzwischen immer einen Pinsel, den ich in den Puder eintauche, oder mit dem ich den Kompaktpuder aufnehme, aber du kannst natürlich auch eine Puderquaste nehmen. Klopfe den Pinsel oder die Quaste dann noch mal sanft ab, bevor du dein Gesicht mit dem Puder fixierst. Damit vermeidest du, dass zu viel Puder auf das Make-up kommt, denn das macht faltiger als man ist und verhindert den natürlichen Look!

Jetzt sorgen wir mit Rouge für Konturen und einen gesund strahlenden Teint. Dafür empfehlen sich besonders Farbtöne in mildem Rosé oder Apricot. Das Rouge wird mit kreisenden Pinselbewegungen auf die Erhebungen der Wangenknochen gegeben, aber bitte auch hier ganz dezent. Am besten kontrollierst du es bei Tageslicht. Mit dem Rouge kannst du auch noch ganz dezente Akzente setzen. Einen Hauch auf die Augenlider, ganz außen unter den Augenbrauen, sorgt für frisches Leuchten der Augen. Und ebenfalls ein Hauch ganz oben am Haaransatz, an der Stirnmitte und an der Kinnspitze gibt jeweils dem Gesicht schön Frische.

Die Augen

Das Betonen der Augenbrauen verleiht dem Gesicht besondere Kontur. Wobei auch hier wieder sehr auf die Farbe zu achten ist. Bitte nicht zu dunkel, das lässt das Gesicht schnell hart und kühl wirken. Ich betone den natürlichen Bogen meiner Augenbrauen etwas mit einem Augenbrauenstift, indem ich in Wuchsrichtung der Härchen viele kleine Striche mache. Du kannst auch Augenbrauentusche verwenden oder eine fast leere Wimperntusche.(Eine volle ist weniger empfehlenswert, da diese meistens zu viel Farbe enthält und man leicht rumkleckert.) Auch hier gilt wieder: Dezent betonen!

Den höchsten Punkt der Augenbraue kannst du mit einem einfachen Trick ermitteln: Zirkele mit einem Stift vom Ansatz des Nasenflügels über die Pupille. Für den Ansatzpunkt der Augenbraue gilt die Tangente vom Nasenflügel zum inneren Augenwinkel und für das Ende der Augenbraue, die vom Nasenflügel zum äußeren Augenwinkel. Wachsen deine Brauen jeweils darüber hinaus, kannst du in Erwägung ziehen, sie von dort aus zu zupfen. Auch haarige Auswucherungen nach oben und unten kannst du wegzupfen, es sei denn, du hast sie lieb gewonnen.

Lidstrich und Lidschatten habe ich früher ausgiebig verwendet und bin inzwischen ganz sparsam damit geworden, jedenfalls solange ich nicht auf der Bühne stehe. Meiner Ansicht nach passen Smokey Eyes eher zu Frauen unter vierzig. Bei mir finde ich es jedenfalls nicht mehr vorteilhaft, genauso wenig wie einen dicken Lidstrich. Mit ein bisschen Wimperntusche machen meine Augen jedoch gleich viel mehr her als ohne.

Aber der Reihe nach: Wer etwas Lidschatten möchte, trägt am besten eine helle Nuance, vom inneren Liddeckel beginnend, bis ca. zwei Drittel des Liddeckels auf. Der dunklere Ton wird dann auf das restliche Drittel aufgetragen und zieht sich etwas über den äußeren Augenwinkel hinaus, um dann nach oben abzubiegen und am Augenhöhlenknochen entlang bis in die Mitte des Auges zurückzuwandern. Wenn du die Augen weit aufreißt und die Wimpern oben anschlägst, liegt der dunklere Lidschatten also wie ein etwas breiterer Schatten über dem Wimpernkranz. Mit ganz kleinen kreisenden Pinselbewegungen kannst du dabei schöne weiche Übergänge kreieren. Ich finde zarte Pastelltöne inzwischen sehr schön und empfehle auch hier, den Pinsel immer zuerst abzuklopfen. Lieber mehrmals nachnehmen als gleich zu viel Farbe auftragen. Hast du doch mal zu viel erwischt, kannst du sie mit einem Wattestäbchen mit zarten kreisenden Bewegungen ausradieren.

Für den Lidstrich kannst du auch einfach einen dünneren Pinsel in etwas Wasser tauchen und dann einen dunklen Lidschatten als Eyeliner verwenden. Das macht weichere Konturen, was bei leichten Augenfältchen einfach viel vorteilhafter wirkt.

Der Mund
Den Mund kannst du mit einem Konturenstift betonen, der dieselbe Farbe hat oder eher etwas heller ist als der Lippenstift. Zeichne deine Lippen ihrem natürlichen Bogen folgend nach. Du kannst dabei bis zu der helleren Kontur am Lippenrand malen und somit ein bisschen Volumen dazuschummeln, aber bitte nicht zu viel, sonst wirkt es schnell wie ein rotes Oberlippenbärtchen.

Für die Lippen selbst hast du die Auswahl zwischen Lipgloss und Lippenstift. Der Lippenstift sollte nicht zu trocken sein, sonst schafft er neue Fältchen. Der Lipgloss hingegen darf nicht zu geschmeidig sein, sonst verläuft er und kann dann auch ganz kleine Fältchen unvorteilhaft betonen. Lipgloss also besser nur in die Lippenmitte geben!

»*Lächle das Leben an und es lächelt zurück.*«

Die innere Einstellung

Diesen Spruch habe ich mir zu Hause an die Wand gemacht. Kommt dir das etwas komisch, blöd oder abgedroschen vor? Sorry, im Baumarkt war gerade kein anderer Wandsticker-Spruch vorrätig! Doch im Ernst: Mir tut es einfach immer wieder gut, mir klarzumachen, wie sehr meine eigene innere Einstellung mein Leben bestimmt. Wie auch immer ich die Welt sehe, so ist sie auch. Meine Wahrnehmung bestimmt mein Sein. Das hat uns doch eigentlich schon Astrid Lindgrens Pippi Langstrumpf gelehrt: »…ich mache mir die Welt wiede wiede wie sie mir gefällt!«

Ich bin die Schöpferin meiner Gedanken und damit die Gestalterin meiner Wirklichkeit! Meine Bewertung meiner Lebensumstände bestimmt, ob ich glücklich oder unglücklich bin. Und glücklich sein ist nicht nur ein wunderbares Gefühl, sondern fördert erwiesenermaßen die Gesundheit und die Attraktivität.

Glückliche Menschen leben im Durchschnitt länger. Und Glücklich-sein ist eines der besten Schönheitselixiere überhaupt! Wenn es uns nicht gut geht und wir uns in unserer Haut unwohl fühlen, sieht man uns das auch deutlich an. Unsere Haut ist Ausdrucksorgan und Spiegelbild unserer seelischen Verfassung. So können wir zum Beispiel vor Scham erröten, vor Wut oder Hektik rote Flecken bekommen oder vor Schreck aschfahl oder leichenblass werden. Bei zu starken Belastungen werden wir ganz dünnhäutig, und gewisse Probleme gehen uns unter die Haut. Schockerlebnisse lassen Menschen gar über Nacht ergrauen. Alle diese Redewendungen zeigen, wie sehr unsere seelische Befindlichkeit unseren Körper und unsere Haut beeinflusst. Man geht inzwischen sogar davon aus, dass unterdrückte oder auch lang zurückliegende, ungelöste Konflikte seelische Auslöser für Hautallergien, Schuppenflechte, Ekzeme und andere Hauterkrankungen sein können.

Aber was tun, wenn die äußeren Umstände so erdrückend erscheinen, dass uns eine glückliche Stimmung völlig abhanden kommt? Ich kenne diesen Zustand nur zu gut, wenn die Anforderungen im Beruf schon alle Reservetanks anzapfen, die Kinder trotzen, pubertieren oder sonst irgendwie aus der Spur laufen, das Auto voll besetzt im ersten Fünftel der 800-Kilometerreise seinen Geist aufgibt, liebe Verwandte ins Krankenhaus müssen, der Computer sich im wahrsten Sinne des Wortes in Rauch auflöst, gleichzeitig plötzlich das Handy nicht mehr erreichbar ist, genauso wenig wie der dazugehörige Provider, und das als Freiberuflerin, die völlig darauf angewiesen ist! Wenn Teile des Hauses aussehen, als hätte ein Hurrikan gewütet und überall Wäschekörbe voll hektisch zwischendurch gewaschener Wäsche herumstehen, der Partner in der Arbeit versinkt und man sich nebenbei auch noch umweltpolitisch engagieren will, um sein Wohngebiet zu retten! Und dann trete ich auf dem Weg zur Arbeit noch dummerweise in ein Loch im Gehweg und ziehe mir einen Bänderriss zu, und das zehn Tage vor der Premiere eines Musicals, in dem ich unter anderem tanzen muss! Mal ganz abgesehen von den unzähligen Horrorszenarien über Finanzkrisen, Umweltskandale, Kriege, Seuchen und andere menschliche Katastrophen, die wir tagtäglich ins Bewusstsein gespült bekommen.

Solche oder ähnliche Szenarien sind im Spielfilm höchst amüsant und wir sind gespannt, wie die Heldin damit fertig werden wird. Im wahren Leben ist es jedoch nicht so lustig. Ich fühle mich dann wie in einer starken großen Meereswelle, die mich immer wieder unter Wasser taucht, kaum dass ich Luft geholt habe – überfordert, fremdbestimmt und ausgeliefert.

Und da sollen wir glücklich sein? Ja! Unbedingt!

Wir leben nun mal in einer Welt, in der die Informationsmenge, der wir ausgesetzt sind, ständig exponentiell ansteigt. Diese Informationen stürmen über Zeitung, Radio, Fernsehen, Werbung gedruckt oder digital, soziale Netzwerke, per Telefon und, und, und … täglich auf uns ein und verlangen ein ständiges Handeln. Eine der großen Herausforderungen unserer hoch technisierten westlichen Welt ist es, tagtäglich blitzschnell zu entscheiden, will und brauche ich diese Information oder nicht. Das ist auch Stress! Nicht umsonst ist eine der häufigsten Erkrankungen heute das sogenannte »Burnout Syndrom«. Dabei ist ganz egal, wie groß der Stress von außen betrachtet erscheint, für die Betroffenen dreht sich alles nur noch im Kreis und sie fühlen sich der Welle hilflos ausgeliefert.

Im Kleinen kennen wir das alle, wenn z.B. auch nachts die Gedanken kreisen und sich einfach nicht zur Ruhe legen lassen wollen. Wir wissen, dass es uns nicht guttut. Doch wie können wir das ändern? Wie können wir auf der Welle surfen und sie beherrschen, statt von ihr beherrscht zu werden? Wir brauchen eine Art Stressmanagement, eine Gedanken- und Seelen-Hygiene und Ankerpunkte, die uns immer wieder daran erinnern, so wie zum Beispiel mein Spruch an der Wand.

Der Volksmund weiß, dass Glaube Berge versetzen kann. Das bezieht sich sowohl auf den religiösen Glauben an einen Gott, der es gut mit uns meint und uns jede erdenklich Hilfe zuteilwerden lässt, als auch auf den Glauben an die eigenen Fähigkeiten und Möglichkeiten. Wer davon überzeugt ist, er könne eine schwierige Aufgabe lösen, wird Wege und Hilfestellungen finden, um sein Ziel zu erreichen, einfach weil seine Antennen und Sensoren so wach sind, dass er überall Chancen und Lösungswege wittert und findet. Wer hingegen permanent seine Schwächen beleuchtet, seine Ängste kultiviert und sich ständig überfordert fühlt, bewegt sich in einer gefährlichen Abwärtsspirale und sabotiert sein eigenes Wohlbefinden.

Ein Weg aus dieser Spirale ist beispielsweise, ganz gezielt die Dinge anzusehen, die uns die Energie und Lebensfreude rauben. Sind sie wirklich so furchtbar oder könnte ich sie auch anders bewerten? Pubertierende und trotzende Kinder können eine furchtbare Plage sein und kosten manchmal die letzten Nerven – aber eigentlich, mit Ruhe betrachtet, fühle ich mich ungeheuer beschenkt, mein Leben mit diesen beiden Menschen teilen zu dürfen. Das liegen gebliebene Auto ist letztendlich nur ein temporäres Ärgernis und ich bin dankbar, dass wir kurzfristig Geld locker machen konnten, um ein Neues zu kaufen. Dem doofen Handy-Provider habe ich gekündigt, und jedes Mal, wenn mich der Ärger über das ganze Prozedere mit dem Handy überwältigen wollte, habe ich mir – zum Teil laut – gesagt, dass ich mir von solchen Dingen keine einzige Minute meines Leben vermiesen lassen will.

Der Bänderriss? Naja, etwas schmerzhaft und nicht so toll, aber selbstkritisch gesehen hat er mir in der ganzen Hektik gezeigt, dass ich nicht die Nerven verlieren darf. Denn wäre ich nicht wie ein gehetztes Tier durch die Gegend galoppiert, hätte ich das Loch im Gehweg wahrscheinlich gesehen. Okay, die Botschaft kam an, mein Orthopäde hat mich dankenswerterweise noch vor der Probe in seinen vollen Terminkalender gequetscht, mir eine Schiene für sechs Wochen verpasst, und nun spiele ich meine Vorstellungen halt mit einer Bandage. Das sieht gar nicht so unsexy aus. Was für ein Glück, dass ich mir den Knöchel nicht gebrochen habe!

Ich könnte jetzt noch länger so weitermachen, aber ich denke, du verstehst, was ich meine. Ja, es ist wirklich nicht immer ganz einfach.

Gute Laune und Glücksgefühle sind nicht unbedingt naturgegeben, sondern harte Arbeit. Aber eine sehr lohnende, wertvolle Arbeit an sich selbst.

Unsere Einstellung ist von entscheidender Bedeutung, denn Stress entsteht in unserem Kopf und wir entscheiden, was uns stresst und was nicht. Stressmanagement heißt, die zu bewältigenden Dinge ihrer Bedeutung und Dringlichkeit nach zu sortieren. Aufgaben zu delegieren und weniger wichtige Dinge gelassen liegen zu lassen. Wer sich an nicht zusammengelegter Wäsche stört, der schiebe sie aus seinem Blickfeld.

Selbstakzeptanz ist ganz entscheidend für das Glücksgefühl. Nimm deine Schwächen milde lächelnd zur Kenntnis und lobe dich für deine Stärken. Auch Misserfolge gehören zum Leben und zeigen uns manchmal, dass wir den falschen Weg eingeschlagen haben oder was wir das nächste Mal verbessern müssen.

Sei stolz auf das, was du schaffst. Kultiviere deine Selbstliebe und werde dir selbst der beste Freund. Vergleiche dich nicht ständig mit anderen, weder optisch noch in deinen Leistungen. Wenn ich mir ständig das tolle Aussehen und die großen Erfolge berühmter Kolleginnen vor Augen halte, verblasst meine eigene Schönheit und ich mache meine eigenen Erfolge klein.

Achte bewusst darauf, wie du im Alltag die Dinge bewertest und benennst. Versuche mal eine Zeit lang ganz bewusst alle Dinge positiv zu bewerten und zu benennen. Auch in deinen Gedanken.

Yoga, Achtsamkeitstraining, Entspannungstechniken und Meditation sind gute Hilfsmittel, um all dies zu erlernen, aber gerade wenn alles zu viel ist, finden wir leider keine Zeit dafür. Ich greife dann zu Hörbüchern, um mich beim Autofahren, Joggen oder bei der Hausarbeit zu inspirieren und mich in meiner Entwicklung zu unterstützen.

Schaffe dir ganz bewusst eine Balance zwischen Anspannung und Entspannung. Viele Menschen können abends vor Stress nicht einschlafen oder wachen sogar mitten in der Nacht auf, weil ihnen wichtige Dinge einfallen. Oft helfen schon ein Zettel und ein Stift neben dem Bett, um die kreisenden Gedanken kurz zu notieren. Dann kann der Geist sich endlich entspannen, denn er weiß ja, dass es nun auf der To-Do-Liste für morgen steht.

Genforscher der University of California fanden in einer Langzeitstudie heraus, dass Veränderungen in der Psyche sich parallel im Körper zeigen. Eine deutliche Reduktion von Stress wirkte sich sogar bis auf die zelluläre Ebene positiv aus. Einsame Menschen hatten mehr aktive Entzündungsherde im Körper als sozial aktive. Freundschaften können also anscheinend sogar Entzündungen hemmen. Gesundheit entsteht also unter anderem durch soziale Beziehungen, in denen wir Liebe, Zuneigung und Vertrauen erfahren. Dabei gilt: »Wie man in den Wald ruft, so schallt es heraus.« Wer positiv auf andere zugeht, der bekommt Positives zurück und steigert so sein Selbstwertgefühl.

Glückliche Menschen setzen sich Ziele, die im realistischen Rahmen ihrer Möglichkeiten liegen. Wenn ich als Fünfzigjährige krampfhaft versuchen würde, auf Dreißig zu machen und mich dafür allen möglichen Torturen aussetze, weil ich das Älterwerden einfach nicht akzeptieren kann, dann würde das zwangsläufig zu Frustrationen führen. Frustrationen machen jedoch auf Dauer unglücklich, was sich negativ auf die Haut, das Aussehen und die Ausstrahlung auswirkt. Ziemlich kontraproduktiv, oder?

Eine ganz andere Sache ist es, aus einer entspannten, positiven Haltung heraus aktiv etwas für das Jungbleiben zu tun, zum Beispiel durch meine Enfaltungs-Übungen, gesunde Ernährung, Kosmetik und Sport. Damit nehme ich bewusst und aktiv meine Gesundheit bzw. in diesem Fall auch mein Gesicht in die Hand und gebe mich nicht passiv dem Verfall hin.

Ich bin jetzt 50. Also versuche ich, eine möglichst strahlende, gelassene und natürliche Fünfzigjährige zu sein. Für wie alt ich dann im Endeffekt gehalten werde, ist nicht wirklich relevant. Es gibt keine Normen, denen ich entsprechen will oder muss. Ich lasse das Kind in mir genauso leben wie die reifere Frau.

Wenn mich depressive Momente ereilen, versuche ich, mir bewusst fünf Minuten lang aufzuzählen, was in meinem Leben alles großartig ist und wofür ich dankbar bin. Dadurch verschiebt sich ganz schnell der Blickwinkel und ich sehe und fühle, wie reich ich eigentlich bin. Oder ich schaue mir zum herzlich Ablachen im Internet meine Lieblings-Comedy an, denn Humor ist ein wunderbares Schönheitsrezept. Manchmal drehe ich auch laut meine Lieblingsmusik auf und tanze ganz wild dazu. Man kann sogar durch fünfminütiges Dauergrinsen den Körper überlisten, da durch Grinsen und Lachen eine Vielzahl an Glückshormonen ausgeschüttet wird. Aber wichtig ist dabei, dass der Augenringmuskel mitlacht, denn der gibt die Gute-Laune-Meldung dem Gehirn weiter. (Da sieht man wofür die Übung »Süßes« noch gut ist!)

Wer lacht, kann nicht im gleichen Augenblick traurig oder muffelig sein.

Lachen schafft Abstand, macht nachweislich kreativer und stärkt unsere Fähigkeit, Probleme zu lösen. Das zeigen zahlreiche Studien und beweisen sogar, dass Herz und Kreislauf positiv darauf reagieren, Blockaden gelöst und die Selbstheilungskräfte des Körpers aktiviert werden.

Falls du jedoch ernstere Probleme oder gar massive Depressionen hast, dann suche dir professionelle Hilfe. Das ist nichts, wovor man sich fürchten oder wofür man sich schämen müsste. Du tust damit aktiv etwas für das eigene Wohlbefinden.

Schlussendlich

Abschließend möchte ich sagen, dass ich zwar um all das, was ich hier geschrieben habe, schon lange weiß und auch danach zu leben versuche. Aber ich bin keine Heilige. Oft genug schaffe ich mein Trainingsprogramm nicht, gehe zu spät ins Bett, vergesse die Sonnencreme, lasse mich vom Stress überwältigen anstatt dass ich ihn bewältige, oder esse zu viel ungesunden Kram. Das ist nur menschlich und kein Grund für Selbstvorwürfe, das wirkt nur kontraproduktiv!

Bei allem Streben jung zu bleiben, müssen wir auch akzeptieren, dass wir eben nicht mehr zwanzig sind. Ein gepflegtes Gesicht mit gesunder Haut, das von einem entspannten Menschen getragen wird, der mit sich selbst im Reinen ist, wirkt auch mit leichten Falten wunderschön! Also sorge gut für dich und pass gut auf dich auf.

Strahle das Leben an und es strahlt zurück!

Die Autorin

Die Schauspielerin und Sängerin Tanja Kuntze ist Mutter zweier Söhne und feiert in diesem Jahr ihren fünfzigsten Geburtstag. Durch ihren Beruf ist sie häufig mit dem Thema »Attraktivität« konfrontiert und hat viele Kolleginnen erlebt, die unter dem Druck des Schönheits- und Jugendwahns ihr Aussehen in die Hände plastischer Chirurgen übergeben haben. Das lehnt sie für sich selber strikt ab. Sie hat über viele Jahre hinweg praktische Übungen und Ernährungstipps gesammelt, ausprobiert und entwickelt, die sie heute in Workshops erfolgreich weitergibt. Auch ihr Buch »Entfaltung« ist ein begeisterndes Plädoyer für unsere Natürlichkeit.

Weitere Informationen unter:
www.tanjakuntze.de

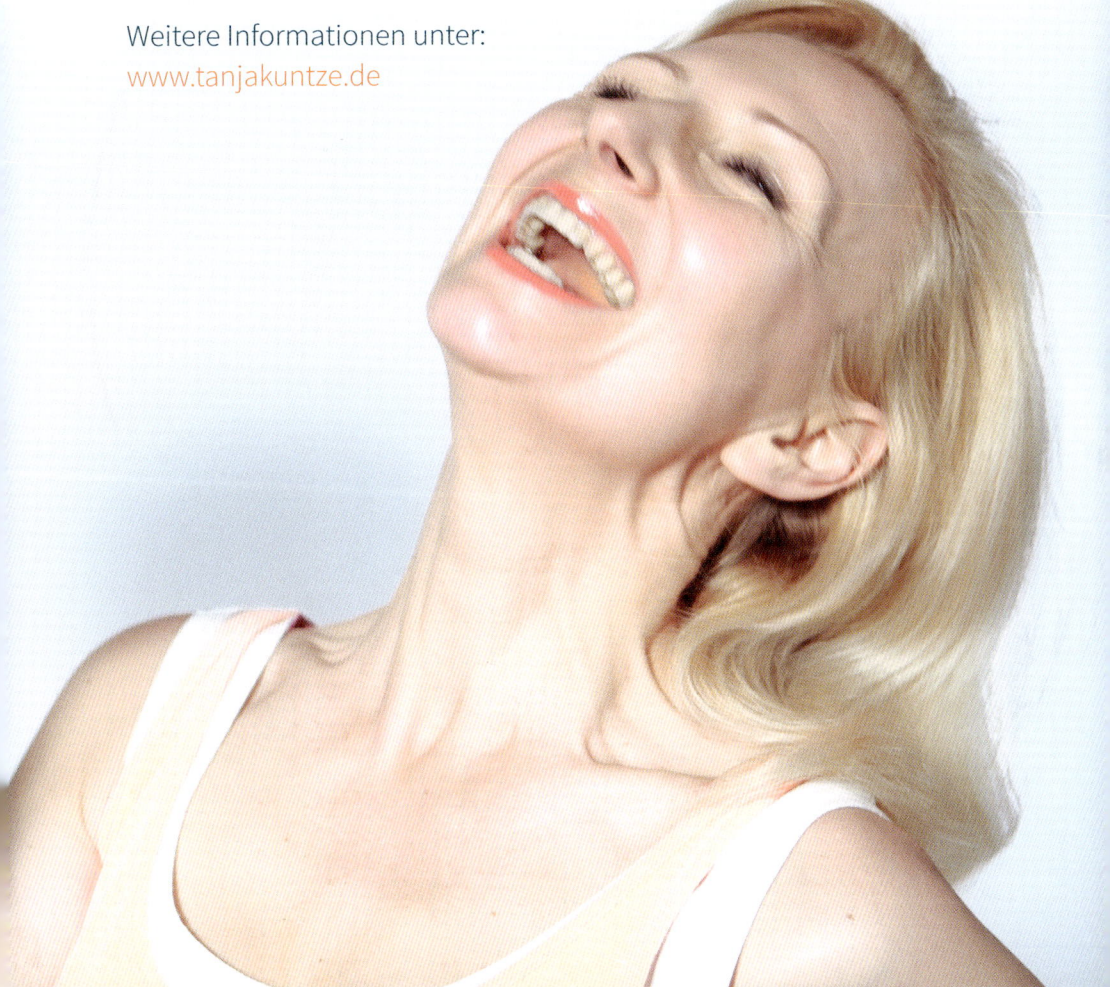

Anhang:

Bedenkliche Stoffe in Kosmetika

Alcohol Denat und darin enthaltene Stoffe und Zusätze wie Dimethyl-phthalat, Diethylphthalat (DEP), Di-n-Butylphthalat (DBP) sind sehr schädlich. Aufgrund ihrer filmbildenden, weich machenden und haar-konditionierenden Eigenschaften werden sie häufig in Haarsprays, Deos, Gesichtswassern und vielen anderen Kosmetika auf alkoho-lisch-wässriger Basis wie Parfüm, Eau de Toilette und Rasierwasser verwendet.

Diethylphthalat(DEP) wird gemäß der Deutschen Branntweinsteuer-verordnung zur Vergällung also zum Ungenießbar-Machen von Alkohol eingesetzt! Es wird auch oft als Lösungsmittel oder Trägerstoff für Duft-stoffe verwendet und es steht im Verdacht, Leber, Nieren und Fortpflan-zungsorgane zu schädigen und den Hormonhaushalt zu beeinflussen.

So wird bei der Produktion vieler Kosmetika ein Gesundheitsrisiko in Kauf genommen, um die Kosten niedrig zu halten, anstatt die Produkte mit teurerem, versteuertem, aber harmlosem Alkohol herzustellen!

Aluminium steht seit einiger Zeit im Verdacht, sehr gesundheitsschäd-lich zu sein. Es gibt inzwischen mehrere Studien, die auf einen Zusam-menhang zwischen Aluminium und der Entstehung von Brustkrebs und Alzheimer hindeuten. In Lymphknoten und Tumorgewebe von Brustkrebs-Patientinnen sowie in den Gehirnen von Menschen mit Alz-heimer ließen sich ungewöhnlich hohe Aluminiumwerte nachweisen.

Die Universität Genf hat 2012 zudem herausgefunden, dass Alumini-umsalze die Zellen verändern können. Bisher gibt es keine gesicherten Daten über die tatsächlichen Aufnahmemengen von Aluminium über die Haut. Nachdem ich den Film »Die Akte Aluminium« gesehen habe, versuche ich jedoch, dieses Leichtmetall nicht nur aus Selbstschutz nach Möglichkeit zu meiden, sondern auch aus moralischer Verantwortung gegenüber den Menschen, die in Bauxitabbaugebieten leben und leiden.

Wie inzwischen relativ bekannt ist, enthalten viele Deos Aluminiumsalze. Aluminiumsalze reagieren mit den Eiweißbausteinen unserer Haut und bilden klitzekleine Klümpchen, die wie winzige Stöpsel die Feuchtigkeitsabgabe bremsen. Lange Zeit war es wissenschaftlich umstritten, aber heute wissen wir, dass die Hautporen nach beiden Seiten offen sind. Durch die Poren tritt also nicht nur Schweiß aus, sondern es können auch giftige Stoffe in den Körper hinein gelangen. Wird so ein Deo direkt nach dem Rasieren der Achseln benutzt, ist man besonders gefährdet, denn dabei entstehen mikrofeine Risse in der Haut, durch die der Wirkstoff tief eindringen kann. Auch wenn der Zusammenhang zwischen der Verwendung von aluminiumhaltigen Deos und Brustkrebs zum jetzigen Zeitpunkt nicht endgültig bewiesen ist, kommen solche Produkte für mich nicht mehr infrage.

Zum Glück gibt es inzwischen immer mehr gut deklarierte Alternativprodukte von diversen Firmen. Aber Achtung, man darf nicht glauben, wenn eine Firma ein aluminiumfreies Deo anbietet, seien alle anderen Duftvarianten derselben Firma genauso aluminiumfrei. Bitte immer genau lesen!

Auch in Bodylotion, Hand- oder Gesichtscremes oder als funkelnder Farbstoff in Lidschatten, Lippenstiften oder Lippenpflege können Aluminiumbestandteile enthalten sein. Diese werden natürlich genauso durch die Haut aufgenommen.

Da Aluminium einen antiseptischen Effekt hat und mit Säuren reagiert, wird es auch zur Wasseraufbereitung in Großstädten, für Zahnpasta und in Medikamenten gegen Sodbrennen eingesetzt. Von der Aufbewahrung von säurehaltigen Speisen in Alufolie rät inzwischen sogar das Bundesinstitut für Risikobewertung ab. Und Laugengebäck, das oftmals auf Aluminiumblechen gebacken wird, überschreitet regelmäßig die tolerierten Grenzwerte. Aluminium reichert sich im Körper an. Wir wissen noch nicht, mit welchen langfristigen Folgen. Ich für meinen Teil möchte das nicht ausprobieren!

Ob ein Produkt Aluminium enthält, ist leicht herauszufinden, da fast immer der Begriff Aluminium als Bestandteil der Deklaration auftaucht. Wird Aluminium als kosmetischer Farbstoff verwendet, erkennt man ihn an dem Kürzel CI 77000.

Benzophenone – auch zu finden unter den Bezeichnungen Ethylhexyl Methoxycinnamate, Benzophenone-3 und Octocrylene. Sie werden als chemische UV-Sonnenfilter in Sonnencremes verwendet. Da sie hormonaktiv wirken, können sie unseren Hormonhaushalt durcheinanderbringen. Man vermutet auch, dass diese Stoffe Allergien auslösen.

Butylhydroxyanisol (BHA) und Butylhydroxytoluol (BHT) wird sowohl in verarbeiteten Lebensmitteln als auch in Kosmetika zur Konservierung benutzt und steht im Verdacht, Allergien zu fördern, krebserregend zu sein und möglicherweise die Fortpflanzung zu schädigen.

Formaldehyd-Abspalter erkennst du an Bezeichnungen wie Bronidox, Bronopol, Diazolidinyl-Harnstoff, Diazolidinyl-Urea, Imidazolidinyl-Harnstoff, Imidazolidinyl-Urea, 2-Bromo-2-Nitropropane-1,3-Diol, 5-Bromo-5-Nitro1,3-Dioxane und Diazolidinyl-Harnstoff. Sie werden in normalen Kosmetika noch immer als Konservierungsmittel verwendet. Auch sie soll krebserregend sein. Und sie lassen die Haut schneller altern!

Parabene wie 4-Hydroxybenzoic Acid Methylparaben, Ethylparaben, Propylparaben, Isopropylparaben, Butylparaben, Isobutylparaben, Phenylparaben werden in den meisten Kosmetika ebenfalls als Konservierungsmittel eingesetzt. Kritische Stimmen warnen, dass sie durch ihre Östrogen-ähnliche Struktur das Hormonsystem bei Frauen aus dem Gleichgewicht bringen können, was von Stimmungsschwankungen bis hin zu Zellveränderungen an Gebärmutterhals und Brustgewebe führen kann. Bei Männern – insbesondere bei männlichen Kindern und Jugendlichen, kann ein erhöhter Östrogenspiegel zu einer Verweiblichung beitragen.

Parabene sind auch in einigen Deos enthalten! Das Bundesinstitut für Risikobewertung (BfR) hat im Januar 2011 Methyl- und Ethylparaben im erlaubten Konzentrationsbereich als sicher eingestuft. Die östrogene Potenz sei sehr gering. Bei Butyl- und Propylparaben wird wegen der höheren östrogenen Potenz eine Höchstkonzentration von 0,19 % vorgeschlagen. Bis zu dieser Konzentration gilt die Verwendung als sicher. Auf die ohnehin nur selten eingesetzten Isopropyl-, Isobutyl-, Pentyl- und Phenylparabene sollte jedoch wegen der unvollständigen Datenlage vorläufig verzichtet werden, empfiehlt das BfR. Die beiden Konservierungsstoffe Propylparaben und Butylparaben dürfen ab April 2015 nicht mehr in Kinderkosmetika enthalten sein, die im Windelbereich zum Einsatz kommen! Was für den Kinderpopo bedenklich ist, soll ich mir ins Gesicht schmieren? Für mich klingt das alles nur wenig vertrauenswürdig!

Paraffine / Paraffinum Liquidum / Silikone werden auch als Amodimethicone, Paraffinum Liquidum, Cyclopentasiloxane, Dimethicone, Methicone, Polysiloxane, Trimethicone, - Cera Microcrystallina, Ceresin, Microcrystallina Wax, Mineral Oil, Ozokerite, Petrolatum deklariert und finden u.a. Verwendung in Lippenstiften und Hautcremes. Öko-Test warnt vor mehr als 10 % Paraffin in Hautpflegeprodukten und wertet Cremes mit einem Gehalt über 10 % im Testergebnis massiv ab, da dies die Austrocknung der Haut und damit die Bildung von Falten begünstigen könne. Sie schreiben, Paraffine behindern die natürlichen Regulationsmechanismen und könnten sich in Leber, Nieren und Lymphknoten anreichern. Das Bundesinstitut für Risikobewertung (BfR) geht jedoch davon aus, dass der Gehalt an potenziell krebserregenden aromatischen Kohlenwasserstoffen bei der Verarbeitung des Rohöles reduziert bzw. eliminiert wird und gesundheitliche Risiken für den Verbraucher nach jetzigem Stand der Wissenschaft unwahrscheinlich seien.

PEG (Polyethylenglykol), PEG-Derivate, PEG-Abkömmlinge, wie z.B. PEG-8, Ceteareth-33, Steareth, Sodium Laureth Sulfate oder Polyethylenglykole dienen in Shampoos, Duschgels, Flüssigseifen, Aftershaves als Emulgatoren oder als Tenside. Tenside bewirken, dass zwei eigentlich nicht miteinander mischbare Flüssigkeiten wie zum Beispiel Öl und Wasser homogen vermengt werden können. Nur das diese PEGs ja nicht nur im Produkt selbst mit Fett und Feuchtigkeit reagieren, sondern auch auf der Haut. Dadurch verliert sie ihren natürlichen Schutzmantel. Damit können auch andere in dem Produkt enthaltene Giftstoffe leichter eindringen und Schaden verursachen. Deshalb stehen diese Stoffe stark in der Kritik und werden sehr kontrovers diskutiert.

Polyzyklische Moschusverbindungen ist die Bezeichnung für die künstlichen Duftstoffe in vielen Kosmetika, After Shaves, Badezusätzen, Deodorants, Haarshampoos, Insektensprays, Hautcremes, Geschirrspülmitteln, Seifen, Toilettenwässern, Parfums, Raumdüften, Reinigungsmitteln, Räucherstäbchen, Waschmitteln, Weichspülern und Textilien. Sie reichern sich im Fettgewebe an und können wie Hormone wirken. Sie stehen nicht nur unter Verdacht, krebserregend zu sein, sie belasten auch die Umwelt, weil sie schlecht abbaubar sind. Es besteht aber keine Deklarationspflicht, sodass man sich auf seine Nase verlassen muss.

Ich finde, man kann diese chemischen Duftstoffe mit etwas Training meist sehr gut von natürlichen unterscheiden. Nachdem vor einiger Zeit unsere Tiefkühltruhe mehrere Wochen ohne Strom gewesen war, habe ich unbedacht einen Raum-Duft gekauft, um den Gestank aus dem Keller zu vertreiben. Anfänglich fand ich diesen Duft sehr angenehm, aber nach einiger Zeit schlug es ins Gegenteil um. Mein Körper hat richtig dagegen rebelliert, indem mir geradezu übel geworden ist. Es hat Wochen gedauert, bis der Chemiegestank endlich ver»duftet« war.

In Naturkosmetikprodukten sind künstliche Moschusverbindungen verboten. Produkte, die das EU Umweltzeichen *Eco Label* haben, dürfen keine Nitromoschusverbindungen und nicht die polyzyklischen Moschusverbindungen Galaxolide und Tonalide enthalten.

Dies gilt auch für das österreichische *Hundertwasserzeichen*.

Literatur:

* Krebszellen mögen keine Himbeeren: Nahrungsmittel gegen Krebs. Das Immunsystem stärken und gezielt vorbeugen. Taschenbuch von Prof. Dr. med. Richard Béliveau (Autor), Dr. med. Denis Gingras (Autor)

* http://www.greenpeace.org/austria/Global/austria/marktcheck/uploads/media/Kuenstliche_Moschus_Duftstoffe.pdf

* www.utopia.de

* www.bund.net

* http://www.naturalbeauty.de

* http://www.zentrum-der-gesundheit.de

* www.oekotest.de

* http://www.akupunkturpunkte-finden.de/

* www.klemenskuby.de

* Klaus Oberbeil, Christiane Lentz - Obst und Gemüse als Medizin

* www.lgl.bayern.de/produkte/kosmetika/kosmetische_mittel/ue_2006_diethylphthalat_kosmetika.htm

* http://dgk.de/meldungen/praevention-und-anti-aging/23-gute-gruende-gruenen-tee-zu-trinken.html

* http://dieaktealuminium.com/

Die App zum Buch – für dein Smartphone oder Tablet

Die effektiven und wirksamen Übungen dieses Buches sind als kurze Videoclips in einer App verfügbar. So kannst du überall auf deine Entfaltungsübungen zugreifen und sie einfach, schnell und auch mal zwischendurch einsetzen.

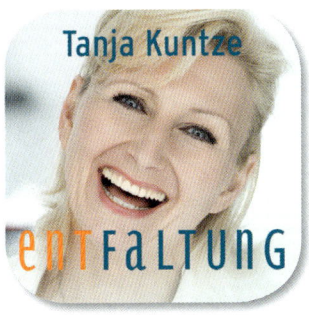

Die App bietet dir folgende Funktionen:

❋ Zusammenstellen eines individuellen Programms

❋ Allround-Übungen (2 Minuten)

❋ Kurzprogramm (8 Minuten)

❋ Programm für zu Hause (17 Minuten)

❋ Programme für verschiedene Symptome, z.B. gegen Stirnfalten oder Doppelkinn

In der App sind auch die im Buch erwähnten Akupressur-Punkte abgebildet.

Wirke dem körperlichen Alterungsprozess entgegen, überall wo du bist und sooft es dir möglich ist.

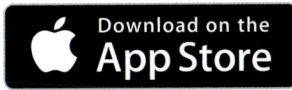

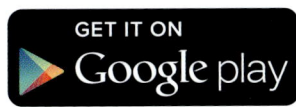

Die App ist für IOS und Android verfügbar.

Wichtiger Hinweis

Die im Buch veröffentlichten Empfehlungen wurden von Autorin und Verlag sorgfältig erarbeitet und geprüft. Eine Garantie kann dennoch nicht übernommen werden. Ebenso ist die Haftung der Autorin bzw. des Verlages und seiner Beauftragten für Personen-, Sach- und Vermögensschäden ausgeschlossen.

© KOHA-Verlag GmbH Burgrain
Alle Rechte vorbehalten
2. Auflage 2016

Lektorat: Nayoma de Haën
Layout: Reiner Bergmann/SEHiGEL.DE, Aachen
Fotos: Manuela Schuster, Salzburg
Coverfoto: © Allan Ovaska, München
Umschlag: Sabine Dunst/Guter Punkt, München
Gesamtherstellung: Karin Schnellbach
Druck: Finidr, Tschechien
ISBN 978-3-86728-296-3